心·烛
XIN ZHU

第三只耳朵

用心倾听肿瘤医患的声音

四川大学出版社
SICHUAN UNIVERSITY PRESS

图书在版编目（CIP）数据

第三只耳朵：用心倾听肿瘤医患的声音 / 何建萍，邱晨，刘沁主编. -- 成都：四川大学出版社，2024.9
（心·烛）
ISBN 978-7-5690-6303-5

Ⅰ．①第… Ⅱ．①何… ②邱… ③刘… Ⅲ．①肿瘤—诊疗—医患关系 Ⅳ．① R73 ② R197.323.4

中国国家版本馆 CIP 数据核字（2023）第 151519 号

书　　　名：第三只耳朵：用心倾听肿瘤医患的声音
　　　　　　Di-san Zhi Erduo: Yongxin Qingting Zhongliu Yihuan de Shengyin
主　　　编：何建萍　邱　晨　刘　沁
丛 书 名：心·烛

出 版 人：侯宏虹
总 策 划：张宏辉
丛书策划：张建全　张　晶　张伊伊
选题策划：张　晶
责任编辑：张　晶
责任校对：余　芳
装帧设计：李　沐
责任印制：李金兰

出版发行：四川大学出版社有限责任公司
　　　　　地址：成都市一环路南一段 24 号（610065）
　　　　　电话：（028）85408311（发行部）、85400276（总编室）
　　　　　电子邮箱：scupress@vip.163.com
　　　　　网址：https://press.scu.edu.cn
印前制作：成都墨之创文化传播有限公司
印刷装订：四川省平轩印务有限公司

成品尺寸：145mm×210mm
印　　张：5
字　　数：108 千字

版　　次：2024 年 9 月 第 1 版
印　　次：2024 年 9 月 第 1 次印刷
定　　价：48.00 元

本社图书如有印装质量问题，请联系发行部调换

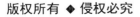

扫码获取数字资源

四川大学出版社
微信公众号

如果你用一个人听得懂的语言与他交流，他会记在脑子里；如果你用他自己的语言与他交流，他会记在心里。

——纳尔逊·曼德拉

If you talk to a man in a language he understands, that goes to his head. If you talk to him in his language, that goes to his heart.

—Nelson Mandela

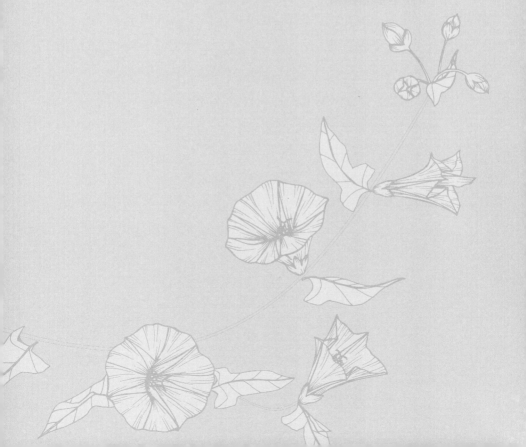

序

在现代医疗环境中，技术的创新与进步极大地提高了我们对抗疾病的能力。然而，在医疗技术日新月异的时代，我们也必须始终牢记，医学不仅是科学，也是人文。其核心不仅仅是治病，还有对患者的关怀。本人从事医院管理工作多年，深知这一点的重要，并为四川大学华西医院在推动医学人文关怀方面所做出的努力感到自豪。

《第三只耳朵：用心倾听肿瘤医患的声音》正是在这样的背景下诞生的。本书汇集了华西医院肿瘤科医护人员、患者及其家属的一些真实故事，生动地展现了在治疗过程中医患之间的互动与沟通过程。这些故事不仅反映了我们在癌症治疗中的医学成绩，更突显了在治疗过程中对患者心理需求和人文关怀的重视。

肿瘤治疗，向来是医学领域最为复杂和严峻的挑战之一。患者在与病魔作斗争的过程中，不仅要承受自己身体和心理的痛苦，还要面对疾病给家人带来的巨大压力。正因如此，我们鼓励医护人员在繁忙的工作中，抽出时间倾听患者及其家属的声音，通过了解他们的恐惧、希望和诉求为他们提供更全面、更有针对性、更具人文关怀的医疗照护。

本书呈现的医患关系，是病房中的相遇，更是心灵深处的交流。这种交流，打破了传统医患关系的界限，让医护人员与患者建立起更深厚的信任。这种医患共情的信任，不仅能增强患者战胜疾病的信心，也能帮助医护人员更好地发挥他们的专业技能，最终提高诊疗效果及患者就医的感受。

本书的出版，得益于华西医院肿瘤科团队的共同努力，更离不开众多患者及家属的无私分享。在此，我要对所有参与这本书创作的人员表示由衷的感谢。你们的工作，体现了医者对患者的尊重，是华西医院"关怀·服务"理念的践行。

作为曾经的医院管理者，我一直致力打造人文医院，希望营造全院医患共情的华西医疗文化。我们的目标是帮助患者战胜疾病，在面对疾病时保持尊严，获得希望。

希望本书能让更多的医护人员意识到倾听的重要性，在实际工作中更好地为患者提供帮助和支持。同时，希望本书也能为我们的患者及其家属带来启发和帮助，促进医患双方的沟通与理解。最后，期盼本书能够引起社会大众对医患关系更多的关注和思考，让我们共同努力，营造一个更加和谐、温暖、有爱的医疗环境，推动我们在医学人文关怀的道路上不断前行。

李为民

2024 年 8 月

前　言

　　我是华西医院腹部肿瘤科医生，也是心理治疗师。从医二十多年来，我接触到许多患者和他们的家庭。这些发生在癌痛门诊的故事令我动容，我一一记录下来，不知不觉中已积累了很多。

　　同事和朋友鼓励我把这些故事整理出来，让更多的人了解。然而，我一直犹豫不决，我总觉得自己还没有做好准备，总感觉缺少了什么。直到有一天，一位朋友向我展示了一个患者群里发的一张照片：华西医院门诊楼旁边那棵树枝上挂满了红布条的老树。这些红布条寄托着人们对健康身体和美好明天的期盼。当那张照片映入眼帘的一刹那，我知道——我找到了！

　　就是它——鲜红的布条在粗壮的树干和树枝上缠绕了一圈又一圈，树干坚实有力，枝干恣意延伸，树叶绿意盎然。红得鲜艳，绿得昂扬，我想这棵生命之树才是这些故事的归属——

　　树下有手持诊断书一筹莫展的人，有接到手术室电话被告知肿瘤无法切除的茫然的人，有接到病危通知书绝望痛苦的人，有聚在树下商量如何面对病人的亲人……

　　他们在这棵树下经历了生生死死……他们在这棵树下祈求一切顺利……

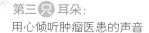
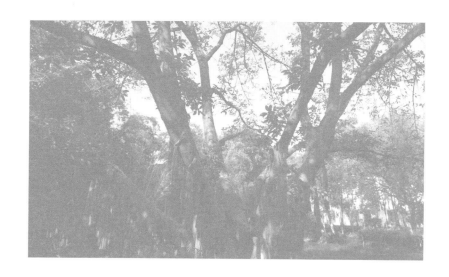

现在每次经过这棵树我都会驻足端详，在我眼中红色代表希望，绿色代表平安、健康！

这棵树不知承载了多少人的新生和希望！

恶性肿瘤是常见病，与高血压、糖尿病等一样已被纳入慢性疾病，属于心身疾病的范畴。在与团队沟通后我想把这些故事整理出来，从各个角度向大家分享患者、患者家庭以及医护人员的故事，同时探讨恶性肿瘤在慢性疾病管理领域的发展，帮助读者认识疾病、科学面对疾病，进一步了解社区医疗和缓和医疗可提供的帮助。

这本小册子的出版得到多方的支持和帮助，我们也希望它能帮到更多需要的人！

近十余年来，随着医疗科学技术的发展，很多疾病已被列为慢性疾病。所谓慢性疾病，就是那些起病缓慢或病程6个月以上且不具有传染性的疾病。它存在于人体循环系统、呼吸系统、消化系统、内分泌系统、泌尿系统、生殖系统、运动系统、神经系统等人体八大系统中。故有人说，每个人都在带病生存。"带病生存"给社会和患者及其家庭带来了各种问题，我们将从慢性疾病之一的恶性肿瘤谈起。

早在20世纪80年代末，世界卫生组织（WHO）就提出：三分之一的癌症完全可以预防，三分之一的癌症可以通过早期发现得到根治，三分之一的癌症可以运用现有的医疗措施延长生命，减轻痛苦，提高生活质量。2006年世界卫生组织正式公布癌症是一类慢性疾病。2016年，我国发布的《"健康中国2030"规划纲要》将恶性肿瘤列入慢性疾病管理范畴，到2030年实现全人群、全生命周期的慢病健康管理。

慢性疾病管理（Chronic Disease Management，CDM）简称慢病管理（本书采用这个简称），起源于20世纪60年代的美国。1960年，美国开展了"全民健康与营养调查"，开启了慢病健康

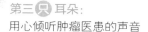

管理之路。美国政府认为，国民的健康状况关系到国家政治、经济的稳定，一直致力本国公民的疾病管理计划，并与保险公司合作，监测医生对病人治疗的质量。之后慢病管理在英国、芬兰、日本等发达国家陆续开展，英国和芬兰结合自身国家卫生体系在社区推行卫生服务，从基层医疗单位开始做慢病管理，而日本则由健康管理师为慢病患者提供健康服务。2017 年，我国针对慢性疾病的管理发布了《中国防治慢性病中长期规划（2017—2025 年）》，在全国范围开展健康体检，也鼓励同时开展慢病管理。

医疗科学技术的发展使人类的平均寿命不断延长，人们不得不思考如何让长寿更有价值和意义，思考如何让自己身体舒适、心情愉悦，从容面对生活。个体作为社会的一员是无法脱离家庭和社会的，要想让自己身体舒适、心情愉悦，从容面对生活，必须处理好自己与自己、自己与他人、自己与社会、自己与自然的关系。这些关系的和谐是不是就像中医说的阴阳平衡呢？其中，我们每个人在扮演什么角色？作为医护工作者我们又将承接什么角色？

《黄帝内经·素问》："是故圣人不治已病治未病，不治已乱治未乱，此之谓也。夫病已成而后药之，乱已成而后治之，譬犹渴而穿井，斗而铸锥，不亦晚乎。"健康体检犹如未病先防，慢病管理好比已病防变。

《史记·鹖冠子》中魏文王问扁鹊曰："子昆弟三人其孰最善为医？"扁鹊曰："长兄最善，中兄次之，扁鹊最为下。"魏文王曰："可得闻邪？"扁鹊曰："长兄于病视神，未有形而除之，故名不出于家。中兄治病，其在毫毛，故名不出于闾。若扁鹊者，镵血脉，投毒药，副肌肤，故名出闻于诸侯。"魏文王曰："善。"

不知道这个故事带给你什么启发，但一定会让你思考以下问题：现有慢病管理中普遍存在的问题是什么？在这个过程中患者与医护工作者之间有什么问题？哲人说问题是引路石，那么它们又将带领我们去向哪里？它们在告诉我们什么？

答案就在我们彼此的体验和感受中！我们将与大家分享一些我们自己的感受和体验。当然，每个人的感受和体验各不相同，让思想碰撞出火花，我们期待你的分享。

目录

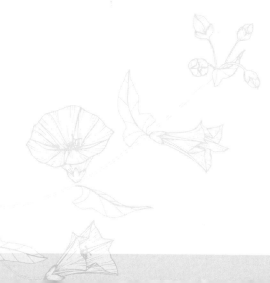

1 肿瘤在慢病管理中的几点问题

> 如果有人倾听你，不对你评头论足，不替你担惊受怕，也不想改变你，那么这多美好啊……每当我得到人们的倾听和理解，我就可以用新的眼光看世界，并继续前进……这真神奇呀！一旦有人倾听，看起来无法解决的问题就有了解决办法，千头万绪的思路也会变得清晰起来。

> ——卡尔·罗杰斯

"与您同行"是一个开放性的肿瘤患者及家属组织的团体，每周一次活动，已持续开展了50次。在这个团体中，有些患者刚刚被诊断出恶性肿瘤，有些患者刚刚结束治疗，有些患者正处于康复随访期。在这里，患者和家属尽情分享他们的故事。

"我55岁时诊断得了直肠癌。在华西医院做手术，术后化疗了6次，以后每年随访复查。现在我72岁了，还能照顾有心脏病的老伴。当初确诊后，一想到女儿才结婚，儿子还没成家，自己也刚刚退休，就情绪不好，压力大。我清楚地记得吴医生知道我的情况后，对我说：要想不给儿女增添负担，就要勇于面对疾病，积极配合医护人员，手术下来该化疗就化疗，该放疗就放疗，积极预防、处理治疗的副作用。我想想也是，不能还没有开始治疗就被肿瘤吓倒了。老伴、儿女、朋友也都鼓励我，非常感谢他们的支持！手术下来医生告诉我只需要化疗。化疗后出现了恶心、厌油、呕吐的反应。真正熬过这些以后才会珍惜现在拥有的一切，我完全能理解你们刚刚被诊断出恶性肿瘤的心情。"

"我43岁，孩子还小，父母老了，患病有一年半了。我的身体平时没有任何症状，体检时发现肝转移，肠镜检查的诊断结论是升结肠癌。化疗3次后评估病灶长大，换了治疗方案又做了3次化疗加靶向药物治疗。复查时CT检查报告评估可以手术，术后又做化疗加靶向药物治疗6次，现在用靶向药物维持治疗。背上、脸上开始出现皮疹，我不知道这个病到底能治疗到什么程度，我感到自己还有很多事情要做……"一旁的妻子补充道："当时检查出来全家人都崩溃了，我大哭了一场，不知道该怎么办，感觉天都塌了。说实在的，刚入院时医护人员交代的事情听完就忘，吃不下，睡不好，我一直处于恐惧、担忧中，反而是他在劝我。后来发现周围的病友有的患病已有五六年，甚至更长时间。科室里有肠癌的健康宣教，我们逐渐对这个疾病也有了认识。医生对入院病人要进行全科讨论，我们还参加了全院的多学科讨论，现在对疾病的治疗有了更多信心和希望……"

"我是肠癌患者，手术下来医生告诉我虽是早期但有高危因素，安排我做了4个周期的化疗，目前刚结束治疗。刚确诊时，我整夜睡不着，担心父母，担心孩子……感觉胸闷、心慌，呼吸困难，整天生活在惶恐中。不知跑了多少次急诊科，还伴有焦虑症。后来参加了"与您同行"这样的团体，也吃了药，睡眠好了，不再胡思乱想。每天坚持散步、慢跑一小时，打一套太极拳，生活非常有规律。这样的团体组织活动，对情绪改善有很大帮助。我也认识了很多朋友，相互鼓励。"

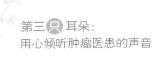

在"与您同行"这个团体中有很多这样的患者,他们都有自己的故事。

世界卫生组织将恶性肿瘤定义为慢性疾病,并把它纳入慢病管理。慢病管理主要包括慢病早期筛查,慢病风险预测、预警与综合干预,慢病人群的综合管理,慢病管理效果评估等。慢病管理是一个定期检测、连续监测、评估与综合干预管理的医学行为过程。恶性肿瘤作为慢性疾病在慢病管理中有其独特性。医学行为的主体既是院方(医护工作者为主)也是患方(患者及其家庭),而双方必然受到社会多方面的影响。医护工作者与患者在人格上平等,彼此尊重,并在此基础上产生信任,有了信任才能顺利推进医疗进程。目前,以医护工作者为主导、患方为主体的医疗行为过程对医护工作者的职业道德提出了更高的要求。他们需要和患者共同面对疾病。医患双方对专业知识的认知本就分属两个不同的领域,医护工作者在意的是"我们的疾病",是统计学意义上的疾病,其目的是方便同行间的交流沟通,促进医学的发展;而患者在意的是"我的疾病",是其个人体验到的疾病、这个疾病对他及其家庭的影响。在治疗前不论是医护工作者还是患者都不能预测疾病会落在统计学的哪一端,治疗前充满了不确定性和未知。在这个过程中沟通的重要性毋庸置疑。

有效的沟通建立在相互平等、彼此尊重的基础上,尊重不同的价值观,人格平等,彼此真诚相待,让彼此都明白"疾病不只是生物学事件,还是一个精神事件"。疾病背后的故事,需要被看见、被理解，甚至被重新定义、重新建构。这才是良好医患关系的起点。

多年前我有幸参加了台北马偕纪念医院方俊凯医师的医患沟通交流学习——"如何告知坏消息"。来自全国不同医院的医生参加了这次交流学习，分三人一组，从如何告诉对方得了恶性肿瘤开始，到经过治疗后告知对方病情进展，再到疾病虽经多种途径的治疗无效仍然需要进入安宁疗护（曾经称为临终关怀），即初始诊断—病情进展—安宁疗护三个阶段。通过学习，反观我们和患者进行的沟通是那样苍白无力。方俊凯医师为我们进行示范，我们体验到了不同的沟通交流模式：我们真诚面对患者时，患者是能够感受到的，并以不同的方式回应；我们用心关注患者时，患者感受到被尊重、被接纳，即便是晴天霹雳般的坏消息，患者也能在我们这里寻求到可靠的支持，走出不知所措的人生低谷。

沟通是一门技术，由衷的沟通才是良好的沟通，爱能助推良好的医患关系。这种爱正是医学人文关怀的体现。

医学不能预测疾病的产生，更不能预知疾病会发生在谁的身上、落在哪个家庭，在疾病面前，医方、患方需共同面对。不可否认，医学本身带有一定的不确定性，如何面对不确定性，就要看医生和患者的智慧了。

1977年，美国曼彻斯特大学精神病学家乔治·恩格尔（Georg L. Engel）在《科学》（Science）上发表文章，提出了"生理—心理—社会医学模式"。他认为，医学需要考虑的不仅仅是疾病的生物学变化，还要考虑疾病中的家庭、社区和社会因素。这种医学模式激发医学实践和医学教育关注疾病在病理和生理以外的因素，如造成疾病的社会、文化因素，在疾病面前患者行为的改变及影响治疗有效性的因素。这种医学模式下，医生不再把患者看作一个简单的生物体，还需要了解他们的社会角色、人生经历和内心世界。也就是说，医生不仅要看到疾病本身，还需要去探索疾病背后的那个人。

正如《叙事医学：尊重疾病的故事》（*Narrative Medicine: Honoring the Stories of Illness*）的作者丽塔·卡伦（Rita Charon）所说，医护人员应该探寻"在疾病面前这个患者显示出了什么？他有什么不同，又有什么样的独特性？他背后的故事又是什么？"。以患者为中心的医疗模式兴起于美国和英国，强调在医疗过程中医护人员要从患者的视角来看待他们的需求，尊重患者的选择，关注患者对疾病信息和相关医学知识的渴求，鼓励患者家属和朋友参与，保证治疗的连贯性与合作性。该项倡议的发起人之一毛艾拉·斯图尔特（Moira Stewart）说，患者喜欢以自己为中心的医疗，以患者为中心的医疗实际上就是没有分歧的医疗。

美国密歇根大学法学和医学教授卡尔·施耐德（Carl Schneider）在其《医学中的自主权》（*The Practice of Autonomy*）一书中分析了很多有关医疗决定的研究和资料，还对病人的回忆录进行了系统分析。他发现，人在生病时往往因身体状况不佳、精神疲惫、容易生气、心烦意乱或情绪消沉而难以做出正确的决定。通常，他们心里只想着早日消除眼下的疼痛和痛苦，几乎没有多余的心力考虑怎么做决定。

　　"这个病我们在当地医院和你们医院做了很多检查，花了一个多月时间，我们要马上住院治疗，一刻也不能耽误！"我们经常听到患者及家属这么说。当疾病威胁到患者生命安全时，患者失去了生活的重心，完全无法掌控自己的生活，他们感到恐惧和害怕。

　　在极度焦虑状态下，人们难以做出正确的选择，对自己的言行也难以控制。因此有心理学家提出，当情绪出现波动时，不要做重大决定。有些患者会在不同医院不同医师或同一医院不同医师那里就诊。他们真实的需求是什么？这样的行为表达了什么？以一块布料为例。面对这块布料，我们会思考这块布料是否适合我们。如果适合，要做成什么款式，适合什么季节穿，怎样搭配，我们需要寻求专业人士的意见。多位裁缝与你一起讨论后，你根据自己的现实状况最终选择的款式也许不是最时尚的，却是最适合你的。那么，我们应该怎样面对疾病呢？对于疾病我们从专科治疗走向综合治疗（整合医疗）、多学科诊治。美国心理学家米尔顿·艾瑞克森（Milton Erikson）强调，每一个人都是独特的，即使用催眠疗法治疗同样的身体疼痛，对不同的人使用的催眠引导和催眠语言也是不同的，这就是个体化治疗。我们期望在慢病管理中体现这种个体化。目前我们对疾病的治疗强调统一标准化流程，将之纳入考核范围，这可能也是目前不得已而为之的举措。

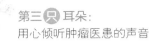
丽塔·卡伦一针见血地指出，20世纪80年代医疗卫生体制开始商业化，医务工作者显示出来的被动化，使社会感到震惊和担忧。我国的医疗改革始于1985年，医患双方为此付出了努力，医患矛盾尚未得到彻底解决。改革开放以来，我国医学技术和设备快速提升，老百姓享受到了更好的医疗服务。然而西方的医疗消费体系并不适合我们的老龄化社会。在这个背景下，我们探讨关于慢病管理的话题就更有意义。

　　我们再从汉语语法的视角来看"慢性疾病的管理"。"慢性"是修饰"疾病"的，"疾病"又是限定"管理"的，"慢性疾病的管理"是定语"慢性疾病"加中心词"管理"构成的偏正短语，其中还隐含另一个偏正短语"慢性疾病"。"疾病管理"在语义上更加突出，体现的是管理疾病而非关注人。有管理，必然有管理者和被管理者，管理者管理被管理者的疾病，这个概念一出现似乎就不平衡。类似的概念还有时间管理、印象管理、宿舍管理、人事管理等，从这些概念中似乎感受不到作为主体的人受到了关注。如果时间管理中不能真正读懂这个人，时间该如何管理呢？当这个人的内驱力（动力）被激发出来，时间管理还是问题吗？我们要做的就是协助激发出他的动力，因为最终完成时间管理的还是他自己。主体中的那个他似乎更有力量。

　　慢病管理是动态的，好比中医讲的阴阳动态平衡一样，"阴中有阳，阳中有阴""阴平阳秘"，慢病管理不是一成不变的。

　　在如今老龄化的社会中我们该如何面对这些慢性疾病？唐代

医学大家孙思邈在其《备急千金要方》中说，"余缅寻圣人设教，欲使家家自学，人人自晓。君亲有疾不能疗之者，非忠孝也"，提倡人人学习一些医学知识来维护自己的身体健康。我们每个人都是自己身体的第一责任人。从这个角度讲，为了承担起健康主体的责任，提高自己和家人的生命质量，我们应该学习一些医学知识。

《黄帝内经》记载了岐伯回答黄帝的一段话："上古之人，其知道者，法于阴阳，和于术数，食饮有节，起居有常，不妄作劳，故能形与神俱，而尽终其天年，度百岁乃去。今时之人不然也，以酒为浆，以妄为常，醉以入房，以欲竭其精，以耗散其真，不知持满，不时御神，务快其心，逆于生乐，起居无节，故半百而衰也。"意思是，上古时代的人，那些懂得养生之道的，能够取法于天地阴阳、自然变化之理而加以适应，调和养生的办法，顺应自然规律生活。饮食有所节制，作息有一定规律，既不妄事操劳，又避免过度的房事，所以能够形神俱旺，协调统一，活到天赋的自然年龄，超过百岁才离开人世；现在的人就不是这样了，把酒当水浆，滥饮无度，使反常的生活成为习惯，醉酒行房，因恣情纵欲，而使阴精竭绝，因满足嗜好而使真气耗散，不知谨慎地保持精气的充沛，不善于统驭精神，而专求心志的一时之快，违逆人生乐趣，起居作息，毫无规律，所以到半百之年就衰老了。

《素问·四气调神大论》里说："故阴阳四时者，万物之终始也，死生之本也，逆之则灾害生，从之则苛疾不起，是谓得道。

道者，圣人行之，愚者佩之。"遵循自然规律，尊重自然作为个体的人也属于自然的一部分，身体才会健康。

"疾病者""治疗疾病者""管理疾病者"对疾病有不同的认识，对疾病有不同的态度和处理方式。医生不管有多么渊博的医学知识和高超的医疗技术，也是整体医疗的一部分。

《柳叶刀》（*Lancet*）主编理查德·霍尔顿（Richard Horton）在《医学战争》（*Health Wars*）中写道：医疗事件有一条鸿沟，这也是目前医学面临挑战之核心，解决的办法在于找到一座连接医患的桥梁，获得对疾病的一致理解，我们需要的只不过是一种新的关于医学知识的理念。丽塔·卡伦认为，这种新的医学知识理念就是叙事医学，了解医疗实践的叙事维度、提高叙事能力能够给我们提供帮助，消除医患分歧，提高治疗效果。弗朗西斯·皮博迪（Francis Peabody）于 1927 年在《美国医学会杂志》（*JAMA*）上写道，"治疗患者的秘密在于用心关怀患者"。一百年后的今天依然如此，人类的情感是普遍共通且持久不变的。

2 肿瘤患者的故事

　　生病也是一个契机，给我们机会倾听自己内心被压抑的真实想法，聆听身体发出的声音，让心灵与身体连接。有人说，生病是身体为受伤的心灵"买单"。身体就像一幅摊开的地图，上面用记号笔标示了不同功能的区块。医生需要和患者一起探寻和解读这幅地图，需要和他一起聆听他身体发出的声音，了解这种声音背后真实的渴望。面对疾病让我们共同成为学习者。

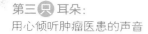

　　让我们一起来看一个病例。一位两个女孩的妈妈，刚诊断为直肠癌肝转移。她年轻，生活习惯好，不相信自己得了这种病，她也很坚强，表示无论化疗和靶向药物带来多大的痛苦，她都能坚持。她说女儿不能没有妈妈，她要为两个女儿争取自己生存的时间。最煎熬时，她只要想到女儿，就会好受一些，女儿可以让她渡过一切难关。治疗后医生评估肝脏病灶略有增大，但整体疗效稳定，建议维持治疗。她毫不犹豫地选择去上海做了 3 次肝脏介入手术。遗憾的是，病情仍然没有得到控制，甚至出现了严重肝功能损伤。她的身体状况迅速恶化，人极度消瘦。如果深入了解她，你就能理解她选择近乎激进治疗的原因——9 岁时，父母车祸离开了她，她的成长经历告诉她"有妈的孩子是个宝"。如果你知道她疾病背后的故事，你对她的需求和选择又会有什么想法和感受？再来看下面几个案例。

　　"不怕你们笑，报告是我自己去拿的，看了报告我的腿就软了，妻子根本没法扶我起来，过了很长时间我才慢慢站起来。我以前计划退休了就教孙儿打乒乓球，女儿的乒乓球是我教的，现在除了治疗还是治疗。"一位乒乓球教练说，"以前我总觉得市区空气不好，但诊断结果出来的那一刻，我觉得空气从来没有如此清新，周围一切都变得美好。"他还说，曾经的不美好在那一刻变了，要好好珍惜身边的一切。

"我母亲生活习惯良好，从不熬夜，作息非常有规律，家族也没有肿瘤病史，单位体检时发现卵巢癌伴腹腔积液。我们全家都不相信，跑了多家医院。我们觉得上天对我妈太不公平，为什么是她得了这个病？"一位儿子拿着母亲的检查单，焦急万分，因担心母亲接受不了没有让她来门诊。家人保护病人没有错，但医生却无法获知患者本人的具体情况，无法查体，无法了解她本人的想法。

"我都化疗 4 个周期了，到现在也不相信自己得了这个病。别人有的反应我都没有，没人说我像病人，我照样每周开车出去喝茶，我怀疑是不是弄错了。"一位结肠癌患者怀疑自己的诊断结果有误，他觉得自己没得病。不过每一次都会早早督促家人联系医护人员安排入院治疗。

"在生活困难时，或者当别人遇到难题时，我父亲总会考虑别人，从来没为自己想过。他却得了这个病，作为子女，我们没办法接受！""我们去过几家医院，说是胃癌晚期。他只是感觉饭后上腹部有点胀，吃多了就胀，怎么一来就是胃癌晚期？我们就是不相信，麻烦帮我们做个全面检查。"家属带着患者前来就诊时急切地说。

"我从诊断到现在化疗了 3 个周期都没出现任何症状。得这

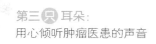

个病多少都有点症状，我却没有。我看其他病人化疗有反应，吃不下饭、厌油等，我还是没反应。我怀疑我的诊断结果，要不就是药物对我没作用。"

"我是一位扶贫干部，这5年真的很艰辛。"他眼眶发红，声音哽咽。"领导说这5年大家不容易，胜利完成任务后让大家去做个全面体检。我一体检就发现胃癌早期，立刻做了胃镜下的手术，术后病理提示是印戒细胞癌，又做了开腹手术，清扫了淋巴结。当初诊断时我一点都不害怕，直到要做手术我都没有告诉家人，我觉得没啥，可不知道怎么了，现在开始担忧害怕，特别是不敢面对'印戒'这两个字。我想不通，自己这么年轻就得了这个病，我没干坏事，还资助了那么多孤儿和大学生。我一个同事的丈夫去体检也发现和我一样的病，他的检查单上写着'T4'，我知道他的情况比我严重，我也知道自己是早期。医生说我不需要做任何治疗，还告诉我在他的职业生涯中遇到如此早期的胃癌很少很少。但我现在却整晚睡不着觉，无法面对这个'印戒'。"

当刚刚被确诊是恶性肿瘤时，患者往往会不断地询问："怎么可能？""我的身体一向很好，怎么会得癌？""我的生活习惯很好，为什么这个病会落在我的身上？""这怎么可能啊？""为什么偏偏是我？"接着，患者及其家属怀疑诊断结果，到其他医院再次做相关诊断；甚至患者已经住院治疗，还是抱有侥幸心理。医生查房时，患者或家属对医生建议的治疗方案心存疑虑："我到底是不是这个病？一定要化疗吗？"他们反复质疑，让医生感觉不被信任，而这些质疑又会让医生觉得病人或家属难缠。如果不理解患者对医疗不信任的言行，医患之间的误会和矛盾就难以避免。甚至有些患者会不断询问："为什么生活对我这么不公平？""我为什么这么倒霉？""我并没有做错什么事，我没有伤害别人，为什么上天对我这样？"你能从中感受到患者和家属的无名怒火和责备吗？正如伊丽莎白·库布勒－罗斯（Elisabeth Kübler-Ross）所说："患者的愤怒和责备来自四面八方，并随时投射到环境中。"这些愤怒和责备并不是针对医护人员，只要用心聆听，你就会知道这些行为是患者或家属感到恐惧和悲伤的一种无助的表现。

　　除了自身疾病的症状，肿瘤患者临床上还有一个突出的症状就是失眠。要帮助患者改善睡眠状况就需要了解患者或家属的情绪，如紧张、害怕、恐惧、愤怒、怨恨、悲伤、难过、内疚、自责、沮丧、失望、无助、孤独、无奈、挣扎、低落、消沉等。这些情绪都会影响睡眠质量，医护人员要帮助他们疏导情绪，必要时予以药物干预。研究表明，良好的睡眠可以保证患者和家属的认知功能，这对医患保持良好的沟通交流有非常大的帮助。

　　睡眠障碍可视为一种心理障碍。患有恶性肿瘤后，患者产生的愤怒、抑郁、紧张、恐惧等情绪，食欲和睡眠障碍，体重下降

的药物治疗的时间目前尚有争议，一般推荐疗程为数周。因此，在抗肿瘤治疗的同时，应对患者的睡眠障碍给予积极必要的处理，针对不同的病因采取不同的措施缓解症状，保持正常的睡眠结构，恢复社会功能，提高生活质量。

还有不少患者认为自己既然得了恶性肿瘤，没有什么希望了，不愿意在治疗上浪费金钱、拖累家人。他们绝望，不配合治疗，与家属发生冲突。不过，也有越来越多的患者表示："如果我好了一定要重新审视人生，还要帮助更多的人。""如果我的病治好了，我再也不会这样拼命工作了，我会好好照顾自己的身体和家人。""得了这病，有什么办法，就这样了。""什么办法都用了，还是没有进展，只有听天由命了。"这些想法充分展示了库伯勒 – 罗斯提出的肿瘤患者心理发展的五阶段模型——否认、愤怒、讨价还价、失望和接受。在陆幼青写的《生命的留言——〈死亡日记〉》里我们也看到一位晚期癌症患者即将告别人世时对生命的最后体验。当然这些阶段没有截然的分界线，它们大多混在一起，有些人会经历或者依次经历，有些人只经历某个阶段，或在某个阶段停留或长或短的时间。

那么，我们该如何与不同状态下的患者及其家属沟通？我们是否有必要倾听他们的故事？我们该用什么方式来看到故事中的他们？

在这里，我们想向读者分享我们的团体模式治疗中积累的经验。团体模式可用不同的主题促使个人去观察、学习、体验，认

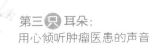

识自我、分析自我、接纳自我，改善和调整人际关系，重新审视自己，学习新的态度与行为，形成良好的生活方式。我们发现，团体模式还可以帮助医护人员更好地了解患者的内心，增强他们的自信心，让他们掌握恰当的社交方式，协助他们找到归属感和价值，为促进良好的医患关系打下基础。

> 有一位96岁的大爷，他有四个女儿。女儿们带着哭腔说父亲检查出来是前列腺癌。她们无法接受这个事实，父亲从来没有生过病，即使年岁大了还在照顾80多岁患乳腺癌的母亲。十多年来母亲的日常生活全是父亲打理，没让女儿们操心。女儿们知道父亲的病情后一致要求向父亲隐瞒病情，希望用副作用小、疗效好的药物为父亲治疗。四姐妹轮番找医生反复表达她们的诉求。

如果你是医生你会怎么应对？父亲现在96岁，那106岁、116岁时你们会怎么考虑？

面对死亡，我们害怕，我们恐惧。库伯勒·罗斯说："死亡过程是生命成长的最后阶段。" 在生命的最后关头还需要学习。如果我们能看到面对死亡的恐惧，害怕面对生命的逝去，我们就要提前做好生死学教育和哀伤辅导。

1955年，英国著名诗人、诺贝尔文学奖得主艾略特（T. S. Eliot）首先倡导，死亡教育与性教育同样重要。他去世后家人遵照他的遗言在他的墓碑上刻上"我的开始就是我的结束，我的结束就是我的开始"（In my beginning is my end. In my end is my beginning.）的文字。1959 年，美国南加州大学医学院赫曼·菲费尔（Herman Feiffer）教授主编的《死亡的意义》（*The Meaning of Death*）也引起了不少科学家、神学家、哲学家、心理学家、医师、护士等的共鸣与热烈反响。该书改版时更名为《死亡的新意义》（*New Meanings of Death*），成为公认的死亡教育的教科书。20 世纪 60 年代，美国在学校系统有计划地推行死亡教育。死亡教育作为一种情感知识存入孩子们的知识库，家中的小狗、小猫离开时，孩子便能运用这些情感知识来理解悲伤。我们终将走到人生的终点，那么在人生最后的阶段，最重要、最有意义的事情是什么？

一位退役军人在妻子陪同下就诊。妻子连珠炮似的向医生表达，他的病半年前就诊断出来了，但他一直很忙，坚持要把事情做完了才来看病。妻子说自己有高原反应，要不早就把他拉回来了。最后妻子威胁他说要冒着出现高原反应甚至丢掉性命的风险去他那里，他才匆忙赶回来看病。此时病情已经很严重了。妻子气愤地说："你爱你的事业，也要爱护自己的身体！"患者在妻子一番数落后才说自己是军人，退役后想帮扶一下曾经服役过的地区，那件事情又必须要他才能完成……

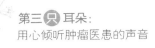

一位胃癌晚期患者的母亲说，为了给孩子治病，她完全没有自己的生活。孩子3岁时她和孩子的爸爸离婚了，孩子由她一手带大。孩子生病以来，爸爸从来没来看望过，更不用说给予经济上的支持。她陪伴在孩子身边，知道他的病情一天天恶化，他即将离开自己……她说自己的眼泪已经流干了，如果失去了孩子，她的生活也毫无意义。

研究表明，如果一个人的哀伤情绪长期得不到处理，可能会影响其正常社会功能。通过哀伤辅导，我们要协助家属认识和表达自己的情绪，增强情绪调节和自我认知的能力，重构生命的意义。那些没有表达出来的悲伤，才是永远的悲伤！

"我母亲住在你们医院心内科，要做第二次心脏介入手术。我父亲也住在你们科，我找医生了解父亲的情况后还赶着去母亲那儿，我已经转不过来了，太累了，只要他们有好转一切都值得。"

这位五十好几的中年男人是独生子，这在那个年代并不多见。他的话语中传递了什么？我们应该如何回应？今天的医学已获得长足的进步，能够显著延长生命的"长度"，但在提高生命的"质量"方面，我们还有很长的路要走。

一位儿子说："我母亲5年前就长了子宫肌瘤，做了手术好了。最近老觉得有点肚子胀，检查发现肚子里又长了包块，我们还是想手术。有没有花钱少的手术，和上次一样把肿瘤切了，再让母亲活个5年，我们也满足了。"一旁的母亲流着眼泪说："我不能再花你们的钱了，你们挣钱也不容易。"

身为儿子的他，身体残疾，领低保，孩子还在上小学。我们又将如何面对？

一位20多岁的小伙子陪同母亲前来就诊，他说："母亲化疗后手脚脱皮皲裂，十分疼痛，影响走路，去银行取钱都无法识别指纹，生活受到很大的影响。父亲在老家照顾爷爷奶奶，我只好提前一天做好饭菜，不让母亲过多地走动。我要上班，早上走得早，中午无法回家，晚上又下班晚，我不知道该怎么办。"

儿子内心的痛苦不亚于母亲身体的疼痛。

"我看到他痛起来往窗边走，心都碎了，我无法帮助他。他曾经是个坚强的人，过去那么苦我们都过来了，但疼痛把他折磨得已不成样了。"

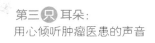
"医生，让我死吧，我活着已经没有什么价值了，家里人看到我也痛苦，我走了对自己对他们都是解脱，这是我的心里话。"

"我不怕死，只要不太痛，我就非常满意了。"

作为医生，我们听到太多这样的话。疼痛是一种不愉快的复杂感受，涉及当事人对疼痛的认知、社会文化背景和情绪。加拿大医学家、教育家，现代医学奠基人之一威廉·奥斯勒（William Osler）曾经说过："不懂得疼痛就不懂得医学。"英国医护工作者及社会工作者、安宁疗护的开创者西西里·桑德斯（Cicely Saunders）说："疼痛包括身体症状、精神（心理）痛苦、社会性问题和情绪问题，它是一个整体。""慢性疼痛不单是一个孤立的事件，而是一系列事件……更是一种持续的处境，病人无时无刻不受困其中。""需要对疼痛进行和疾病本身同等的分析和考虑，我们关心的与其说是疾病引发的综合征，不如说是疼痛综合征。""我们必须关心生命的质量，一如我们关心生命的长度。"

癌痛必定伴随心理和身体上的痛苦，面对患者及其家属我们还有许多事情要做。2021年10月华西医院线上、线下癌痛多学科综合诊疗门诊开通，患者可以通过华西医院官方网站华医通手机App、华西医院官方微信公众号、114查询电话、自助机等多种方式线上、线下预约癌痛多学科综合诊疗门诊。

在临床上，恶性肿瘤引起的或是治疗过程导致的疼痛称为癌性疼痛，简称"癌痛"。癌痛按照病理生理学分为伤害感受性疼痛和神经病理性疼痛。伤害感受性疼痛包括躯体疼痛和内脏痛。躯体疼痛表现为钝痛、锐痛或者压迫性疼痛，内脏疼痛往往表现为定位不准确的弥漫性疼痛和绞痛。神经病理性疼痛表现为刺痛、烧灼样疼痛、放电样疼痛、枪击疼痛、酸痛、胀痛、麻木痛等。癌痛按照持续时间又可分为急性疼痛和慢性疼痛。临床上一般把1~3 个月以下的疼痛称为急性疼痛，多见于伤害性刺激后的疼痛；慢性疼痛常常指持续 3~6 个月及以上的疼痛。根据疼痛与肿瘤及治疗的关系，世界卫生组织将恶性肿瘤患者的疼痛分为 4 类，即肿瘤侵犯所致疼痛、抗肿瘤治疗所致疼痛、与肿瘤相关的疼痛、与肿瘤或治疗无关的疼痛。肿瘤侵犯所致疼痛约占癌痛的 80%，癌细胞直接浸润、压迫或转移可引起严重的癌痛。抗肿瘤治疗所致疼痛占癌痛的 10%。与肿瘤或治疗无关的癌痛即非恶性肿瘤因素所产生的疼痛约占癌痛的 8%，如风湿、痛风、糖尿病性末梢神经疼痛、骨性关节炎等。肿瘤患者长期卧床、褥疮、便秘、肌肉痉挛等也会引起疼痛。多数恶性肿瘤患者尤其是晚期患者常合并多种类型的疼痛。有学者提倡使用西西里·桑德斯提出的总疼痛（整体疼痛）概念，因为总疼痛这个概念更全面地涵盖了生物、心理和社会因素。

另外，癌痛还会引发一系列心理反应，如焦虑和抑郁。国外

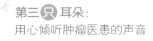

研究显示，癌痛患者出现的精神障碍主要包括适应性障碍、重度抑郁发作等。有精神障碍的恶性肿瘤患者中有 39% 报告有重度癌痛，没有精神障碍的恶性肿瘤患者中只有 19% 报告有重度疼痛。很多患者因忍受疼痛而心情沮丧，觉得活着没有任何意义，甚至生不如死。也有一些患者表示自己不怕死，但难以忍受疼痛的折磨，希望能平静地离开人世。对癌痛患者生活质量的研究表明，疼痛对患者躯体、精神、心理、人际关系等方面均产生不同程度的影响，降低患者的生活质量。其中，疼痛程度和疼痛持续时间是影响患者生活质量的主要因素。轻度疼痛对患者的生活质量影响较小，中重度疼痛对患者的生活质量影响明显增大。患者对疼痛的认识也会影响疼痛的感知度。如果患者认为疼痛是疾病进展的表现，其日常活动和生活质量就会明显下降；如果认为是良性肿瘤引起的疼痛，那么其日常活动和生活质量受影响较小。有些患者甚至会因疼痛产生自杀想法，癌痛是导致恶性肿瘤患者自杀的重要原因之一。

我们建议患者学习并掌握癌痛的自我评估方法，这有助于他们与医生更有效地沟通。

对疼痛的评估包括对疼痛的时间、频率、部位、性质、伴随症状的评估和对疼痛加重、缓解或减轻的评估。对疼痛程度的评估方法有数字分级法（NRS）、主诉疼痛程度分级法（VRS）、视觉模拟评分法（VAS）、Wong-Baker 脸谱法（见图 2-1、图 2-2）等。

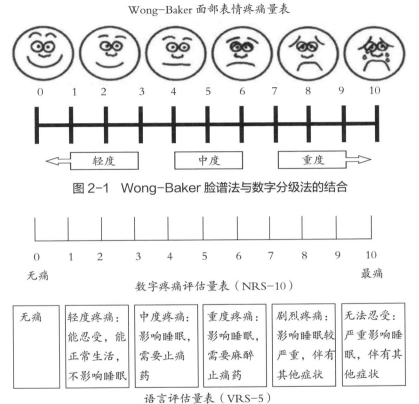

图 2-1 Wong-Baker 脸谱法与数字分级法的结合

图 2-2 数字分级法与主诉疼痛程度分级法的结合

疼痛程度数字分级标准中，数字 1~3 为轻度疼痛，4~6 为中度疼痛，7~10 为重度疼痛。通常影响睡眠的疼痛被认为是中度疼痛。评估疼痛时，不仅要了解患者就诊时的疼痛程度，还应询问患者过去 24 小时中的一般疼痛程度和最重程度。在止痛治疗过程中，全面、反复、动态地评估疼痛的程度有助于安全用药。

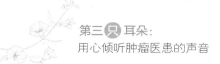

　　无论患者疼痛程度如何，都需要评估其心理痛苦水平和当前精神状况，如是否存在焦虑性障碍、抑郁性障碍等，同时还需要评估患者家庭和社会支持的程度。心理痛苦与生活质量是互相关联的，心理痛苦的增加往往与患者生活质量的下降成正比。心理痛苦并非表现为单一的躯体或情感症状，而是由多种因素决定，影响躯体、社会、情感等多个方面，给患者带来普遍的负面影响。心理痛苦可能削弱患者在医疗过程中做决定的能力，减少对治疗的依从性，降低患者对治疗的满意度和医患互动的有效性，严重时甚至可能缩短患者的生存时间。当心理痛苦得到有效缓解时，患者的生活质量也会相应提升。图 2–3 是国际通用的心理痛苦评估量表，患者可以据此进行自我评估。

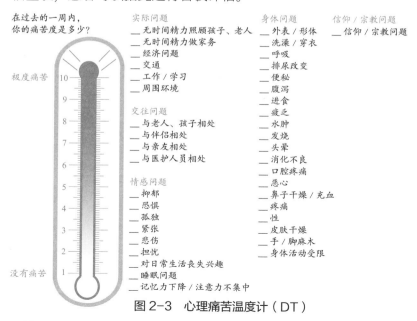

图2-3　心理痛苦温度计（DT）

恶性肿瘤导致的疼痛往往是混合性或综合性的，所以治疗上我们除了以阿片类药物为主，辅助用药也必不可少，它们既可以减少阿片类药物的副作用又能产生"1+1>2"的效果。在使用阿片类药物时还应注意药物类型的转换和注意事项，如不良反应的预防和处理、用药个体化原则。示例如下。

·**药物治疗**

（1）阿片类药物：吗啡、羟考酮、氢吗啡酮、可待因、芬太尼等。

（2）辅助类药物：抗焦虑抑郁类药物、抗惊厥类药物、莨菪碱类药物、激素类药物等。

（3）非苯二氮䓬类药物：唑吡坦、佐匹克隆、扎来普隆等。

（4）苯二氮䓬类药物：艾司唑仑、阿普唑仑、氯硝西泮等。

（5）双磷酸类药物：唑来膦酸等。

（6）中药。

（7）介入治疗：如镇痛药的局部输注（硬膜外、鞘内和局部神经丛）。

·**放射治疗**

利用辐射能量来控制或减轻肿瘤引起的疼痛。

·**心理治疗**

认知行为、叙事、正念、冥想、催眠、家庭、团体治疗等。

·**其他治疗**

物理治疗，如局部热敷、冷敷、按摩、针灸等。

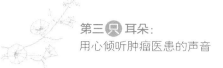
针对特定的疼痛情况, 如炎性疼痛、神经压迫或炎症、病理性骨折痛、肠梗阻等可以考虑其他治疗策略。

总之, 恶性肿瘤患者的疼痛治疗应在专科医师的严格动态评估下进行, 使用阿片类药物联合苯二氮䓬类药物时应评估恶性肿瘤预后情况和风险。

面对疼痛, 临床上办法很多, 患者需要时可以寻求医生帮助。

"我是一名飞行员, 这次休假回来看望父亲。他的身体状况非常差, 我内心非常痛苦。我知道, 这次我离开有可能再也见不到父亲, 我想拜托你们好好照顾他, 有什么好的药物, 只要对他有帮助都可以用, 不要让他太痛苦。尽量延长他的生命对我的母亲来说是非常重要的……"有飞行任务在身他不得不当天就走。

"我还有很多话没有告诉我爸爸, 他为什么不等着我, 哪怕一分钟, 我要告诉他他是我的骄傲……没人再看不起他了, 可是他再也听不到了, 为什么啊……上天你这是在惩罚我吗?"

"我老伴患卵巢癌有五年多了, 花费上百万。现在她的情况越来越差, 我通知了她的哥哥和姐姐。我一个人照顾她, 夜里只要她一喊痛我就起来给她按摩。白天她躺久了, 背部不适,我也会经常给她按摩,给她换洗,让她保持干净、整洁。
我快坚持不下去了……她不愿请陪护,一刻也离不开我……
他们一来就指责我没有照顾好他们的妹妹,说我没有尽心。
他们打听到有一种新的靶向药物,说对卵巢癌非常有效,让
我买。不是我不买啊,她都无法进食了,怎么吃药啊?为了
给她治病我们已经卖了一套房子,我现在真不知道该怎么办。"
一位七十好几的大爷在门诊哭着说。后来他的女儿也来门诊
了解了很多情况。女儿是国家队的某类技术教练,常年在国外。
她回来后亲戚们在她面前抱怨她的父亲没有及时为她母亲买
新的靶向药物,错过时机。她留在国内的时间很短,不知道
如何处理家里的情况。

"三个月前我来看我舅舅他还好好的,昨天舅妈打电话说他
不行了,下了病危通知,我都不相信,赶紧坐飞机回来。看
到舅舅这样我无法接受,无论怎样,只要有一线希望我都不
会放弃!只要对他病情有好处的药我都考虑用,钱我出!"
这位侄儿对舅舅的爱让原本放弃一切有创抢救的舅妈又重新
开始讨论转 ICU 的事宜。他从小跟着舅舅、舅妈生活,舅舅、
舅妈对他也视如己出,他就是家里的儿子,一切听他的。

以上几个事例让我联想到"加州女儿综合征"。
"加州女儿综合征"源于一个真实的故事。故事发生在 30

年前的美国。一位 83 岁的老妇，患有阿尔茨海默病，5 年来一直由其 60 岁的女儿照顾。后来，这位老人骨折、大小便失禁，各种并发症导致老人病危，奄奄一息。女儿与医护人员多次深度沟通后，签署了拒绝心肺复苏、气管切开等抢救措施的同意书。然而，老人另一位远在加州的女儿得知母亲病危的消息后（这位女儿和母亲已经整整 5 年未见）第一时间赶到了医院。她在见到母亲那一刻，潸然泪下，悔恨交加，决定用自己的行动弥补这些年未尽的孝心。于是，为了让自己内心得到宽慰，她一面指责妹妹对母亲照顾不周，一面推翻所有的同意书，态度咄咄逼人，要求医护人员尽一切可能延长母亲生命，甚至让医生立即将其母亲转入重症医学科（ICU）。如果不按照她的意愿来治疗，她将起诉医院。医护团队不得不对病人采取非常激进的治疗方法。在这位女儿返回加州后，医护人员才在老人身边那位女儿的同意下改为保守治疗。两周后，老人去世，而那位身在加州的女儿连母亲的葬礼都没有回来参加。

事实上，上面这个故事源自 1991 年发表在《美国老年医学会杂志》（*Journal of the American Geriatrics Society*）上的一篇论文。"加州女儿综合征"（"The Daughter from California Syndrome"）就出现在这篇论文里，于是这一叫法在医护人员中流传开来。请注意，这并不是一种被正式认定的疾病。为了避免地域性偏见，我国台湾的医生给它起了个更客观贴切的名称——"天边孝子症候群"，这类人也被称为"云孝子"。"天边孝子症候群"的常见"症状"如下：

> ·常年不在患者身边，往往在病人接受治疗（特别是重症治疗）时突然出现；
>
> ·急切地表现出对病人的关心；
>
> ·挑剔医疗团队的治疗，要求对病人采取激进且不适合的治疗方式；
>
> ·责怪平日照顾患者的亲属，埋怨他们照顾不周……

"天边孝子"们常年离家在外，不能陪伴在亲人身边，很有可能也背负着巨大压力。当突然见到昔日健康的亲人身患重病时，巨大的反差让他们一时难以接受，从而对治疗产生不切实际的期待。同时，由于不想留下遗憾，在接下来的治疗中积极"参与"，抓紧时间尽人伦孝道。了解了他们的心理状态后，可将"天边孝子"们概括为因尽孝心切而暂时"失去理智"的一群人。

来自台湾的陈志金是一名重症医学科医生，在了解了"天边孝子"们心里的"苦"之后，提出了"糖"（SUGAR）治疗法。这种方法或许对我们有一定的借鉴价值。

"Sugar"中各个字母的含义如下：

Ⓢ "Surprised by the scale of deterioration"，被病人的病情严重程度吓到了；

Ⓤ "Unrealistic expectation"，对医疗有不切实际的期待；

Ⓖ "Guilty feeling"，自责内疚感；

Ⓐ "Absent from life or care of the patient"，在病人的生活或照顾中缺席；

Ⓡ "Reassert role as an involved caregiver"，重申他们参与照顾病人的角色。

医护人员针对如上情况应做到以下几点：

针对 S——耐心向"天边孝子"介绍患者的病情变化，理解他们这么多年无法回来陪伴、照顾亲人的无奈、自责和内疚，同时告诉他能在此刻回来对亲人是一种最好的安慰。

针对 U——由于"天边孝子"对医疗有不切实际的期待，如希望重病患者很快康复，甚至恢复到之前的健康状态，医生应努力调整他们的期望，帮助他们建立更符合实际的治疗预期。他们对亲人的记忆停留在过去，无法接受现在亲人的变化。医生应向他们表示不理解、不明白的地方可以随时提出来讨论。

针对 G——医生应认识到"天边孝子"的自责、内疚甚至对医疗人员提出的苛刻要求都是希望亲人能"好"起来的一种表达，应肯定他们的付出。

针对 A——让家里其他人员也看到"天边孝子"的付出，并予以肯定。

针对 R——肯定"天边孝子"参与照顾病人的行为，为他们的参与提供帮助和鼓励。

针对"天边孝子症候群"也可以采用"家庭会议"的方法来解决。

"糖"治疗法不仅临床医生可以借鉴，患者家属也可以参照。我们不妨把"天边孝子"当作患者，用对待患者的耐心、同理心和他们相处、沟通。在疾病面前，医患是站在同一条战壕里的战友，只有相互理解和信任才能制订出更适合患者的治疗方案。

一位护士经常讲起那位患宫颈癌去世的年轻妈妈："孩子趴在她身上，孩子小，不知道妈妈已经去世。我的眼泪控制不住往下流，很多年过去了，我仍然无法忘记那个场景。"

一位 72 岁的女性（看起来比实际年龄小）告诉我："今年是我的本命年，2004 年我因甲状腺结节做了全甲状腺切除手术，2015 年做了左肾癌手术，2019 年 8 月做了右上肺腺癌手术，2020 年 7 月做了左上肺腺癌手术。"这是她的病史。她非常平静地说道："所有手术都在你们医院做的，跟你们医院有缘，半年前老伴突发心肌梗死，走得突然，一句话都没留下。本来想等着女儿回来下葬，可是女儿在国外，疫情期间无法回来，幸亏有亲戚朋友帮助。""经历这些非常不容易。"我回应她。"谁想遇到这些事啊，但遇都遇到了，只能去面对，想办法，积极乐观，要不然我早就不行了，没有人相信我经历了这么多。"

我想，她身上一定有某种良好的心理素质和行为模式，这些帮助她面对和经历这些挑战。

美国积极心理学创始人马丁·塞里格曼（Martin Seligman）

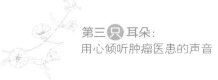
曾说过，我们应该关注人性的优点，而非弱点。那我们是否能从这位患者身上总结出一些积极的心理因素来帮助其他患者应对病痛呢？

一位为了给母亲治病而放弃在北京工作的儿子多次来为母亲咨询。母亲因体重下降伴有间断性腹痛，就诊检查后诊断为乙状结肠癌肝转移。他们有三兄妹，他是老小，上面有一个哥哥和一个姐姐。他们想给予母亲积极治疗，又怕82岁的母亲承受不了，内心非常矛盾。多次交流后，我建议他回家与哥哥、姐姐充分讨论一下母亲的情况，把彼此对母亲的担忧和想法都表达出来，写下母亲的现状，列出积极治疗有益的一面和不好的一面，再列出保守治疗的好处和不利之处。母亲身体允许的情况下最好带她来看门诊。前不久，在两个儿子的陪同下老太太来到了医院。老太太和蔼可亲，坐下后，我担心她听力不好大声向她打招呼，她笑着说能听到，她儿子也补充说母亲听力没问题。我直接问她："知道自己的病情吗？"老太太说："怎么不知道。他们还想瞒着我，我猜都猜出来了。"在确定老太太知道病情后，我问："那您是如何看待自己这个病的？"老太太笑着说："我已经很满足了。我不做化疗、放疗，年纪大了用不着那些治疗，我受不了。""那您有什么担心的吗？"我继续问。"没有什么担心的，孩子都大了，都有工作，就是他要辞职回来照顾我。"老太太指着她的小儿子说，"我现在非常满足，我不怕死，跟其他人比起来我已经非常好了。"在沟通中老太太反复表达自己非常满足，不惧怕死亡，也没有任何担忧，儿子脸上焦虑的神情缓解了许多。我向老太太表达了感谢，谢谢她告诉我这些，同时也告诉她的儿子应该为有这样的母亲而骄傲。老太太不仅给家人也给我上了一堂生命教育课。我不知自己是否还有机会再见到他们，但在这看似沉重的话题中我感到一丝轻松。

故事有很多很多，有些故事正在发生。丽塔·卡伦在她的《叙事医学：尊重疾病的故事》一书里提出：只有当一个人生病时，他才会去思索生命的价值，才会去抉择哪些人际关系是重要的，才会意识到生命的终结将带来怎样的恐惧或安慰。他们会以自己的方式提出那些关于自我的问题。他们会问："为什么生病的是我？""我做错了什么事情？""老天爷为什么让我得这个病？""得这个病是我的报应吗？"身体的疾病在用各种方式传递信息，只要我们稍加留意就会注意到。因此，有心理学者说，"身体的疾病就是在为心灵的创伤买单"。遗憾的是，医学院校训练医生以标准化流程报告患者的主诉、现病史、既往史、过敏史、个人史、家族史、查体、实验室检查结果、初步的诊断、治疗方案等。叙事医疗的信条是，只有听懂了他人的疾苦故事，医生才能开始思考如何解除他人的痛苦，其目的就是从生病的个体生活故事中寻找疾苦与救疗的意义。有学者甚至提出，医患关系的本质就是叙事关系。

征得一位患者同意，在这里分享她的日记《修心之旅》的片段：

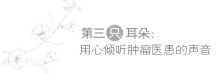

住院十天后，终于出院了，朋友开车把我接回家。回家第二天，老公终于憋不住，鼓足勇气说出了我的病情，尽管我早已从护士帮我开的抽血单子上看到"Ca"，但从我爱人嘴里说出时，我还是彻底崩溃了，号啕大哭。我不愿相信这是真的，不愿意承认这倒霉事会降临在自己头上。我今年才31岁，上有老下有小，父母年过半百需要我尽孝，女儿才5岁需要我陪伴、呵护，我才结婚6年，我和爱人约定要一起白头偕老。作为一个普通的女人，我没想长命百岁、荣华富贵，我只想一家人健健康康，想陪伴孩子长大成家，想给父母养老送终，想与老公牵手看花开花落……怨老天无情，恨命运不公，有多少个泪湿枕巾、辗转难眠的夜晚，真的是在哭泣中睡去，醒来又泪眼婆娑，多么希望这只是一场梦啊！……每次化疗住院，夜里躺在病床上，透过窗户，总能看见不远处的高楼上"中国平安"四个大字。四个再平常不过的字却给予我莫大的安慰，"平安"让我有信心和希望，我一定会平平安安、健健康康地回家。就这样，在一次又一次的煎熬和痛苦中，我用了一年时间完成了医生制订的化疗疗程。这一年过得异常辛苦，感谢自己的坚持。2015年1月16日，我的精神偶像姚贝娜的离世给我致命一击。再也听不到她那灵动凄婉的歌声，再也看不到她那坚强的笑容，我像失去了灯塔的帆船，不知飘向何方。抑郁、恐惧再次将我重重包围，我整整一个月不想出门。接下来，一个病友离世了……痛苦许久，我想不能坐以待毙，于是开始写字、画画、看小品，和朋友散步、打牌、打气排球，努力让自己走出来……

以下是我们再见时她的描述：

终于等到屏幕上出现我的名字，提着行李急匆匆来到诊室，眼前的何医生短发，胖了些，更成熟、稳重、干练，也依然朴实。我摘下口罩问道："何医生，还认得我吗？"她看了看答道："有点面熟。"我提了当年住院的一些往事，她终于想起来了。我们聊了一会儿，她突然问道："这些年你都是怎么过的？"听到这个问题我当时愣住了，停顿了几秒还是没忍住，眼泪夺眶而出，一发不可收拾。因为从来没有人问过我这句话，我也从来没完整地回忆过。我像是邂逅了一个久违的朋友，一句暖暖的关心问候，勾起内心深处曾经的伤痛。对于她的关心，我是那么感恩，可回忆又是那么伤感。这时何医生握住我的手说："没事的，都过去了……"是啊！8 年时间说长不长，说短也不短，曾经我觉得以前的记忆早已打包按下了删除键，可现在又觉得历历在目，恍如昨日。

阅读这些故事后，你的感受是什么？这两段叙述为我们拼凑出一个有故事的人。正是这些故事让我们的医患关系悄悄发生变化，为未来的医患关系创造新的可能。

3 在医患关系中看到彼此

医护人员用自己的行医方式塑造了独特的职业风格，试图让他们的患者接受这种风格。在病例讨论中能看到医生的行医风格，在日常的护理活动中能看到护士的做事风格。你周围医护人员的职业风格是怎样的？有什么特点？这些职业风格特点之间有什么不同或联系？这些意味着什么？它们对医护人员自己和患者产生了哪些影响？作为医护人员的我们是否知道自己的职业风格影响了患者？这种影响又将如何作用于医患关系？

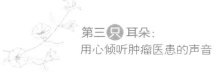
事实上，医护人员的职业风格是他们的防护工具，它可以弥补医护人员的焦虑、犹豫不决等弱点。医护人员过往生活中的某些经历会不自觉地体现在对患者的态度中，对医患关系产生重要影响。医护人员对患者产生的各种不合理的、不现实的感情和态度，在心理学上被称作"反移情"。医护人员因自身人格不健全或不好的经历对患者产生的种种不切实际的想法，会影响检查、诊断和治疗。例如，个别医护人员觉得某位患者让他感到特别恼火，另一些患者让他感到相处愉快或者在工作中喜欢与此类患者交往；还有的医护人员可能对患者过度怜悯，对患者的言语和行为表达强烈认同。这类反移情对医护患关系常有不良影响，使医护人员在面对患者时做出不符合专业要求的行为。

记得在一次巴林特团体活动中，一位医生对没能有效救治跳楼自杀的癌症患者深怀愧疚，他一直忘不掉患者睁着的眼睛，多年以后再次谈论这件事情他仍会泪流不止……在医疗上不容忽视的替代创伤，比如对车祸、打架斗殴、烧伤、自杀患者的救治过程中的替代创伤以及伤医事件都在不同程度上影响着医护人员的身心健康。医护人员也需要被关爱。2015 年，我们在做医护团体心理辅导时发现，医护人员的心理健康亟须支持。2016 年，我们发起了对全国医护人员的情绪调查活动，2019 年 12 月底我们开始整理这些资料。

医护人员应当经常自我检查、自我审视。医护人员的行为模式，包括职业道德、职业风格，都对医患关系有很大影响。医护人员的行为与患者的期待吻合，就能增强对患者的吸引力。患者对医护人员的期待，有的不现实、不合理，甚至孩子气。如果患者在救治过程中对医护人员的期待触发了其早期不良的人际关系，则可能引起不信任、激惹、愤怒或抑郁情绪。在医护人员中开展巴林特团体（又称巴林特工作坊）活动有利于提高其沟通技能，让医护人员控制个人情感的过度卷入，防止反移情等现象产生，从而帮助医护人员从不同视角看待医患关系，避免对医患关系产生负面影响。总之，医患之间没有尊重和信任就不可能有良好的医患关系。

另外，恶性肿瘤作为家庭重大事件也势必影响患者的家庭，反过来，家庭的变化也会影响患者，在整个救治过程中，这种变化会进一步影响医患关系。就目前实际情况来看，医患关系主要表现为以下三种模式。

第一，主动—被动模式，也称为支配—服从模式。在该模式中，医护人员处于主动或支配地位，患者完全是被动的。一般来说，昏迷病人、手术后病人、婴幼儿和精神病人与医生之间的关系属于这一模式。由于患者此时没有主动性，完全由医护人员处置，因此医护人员务必以高度的责任感、高尚的道德和娴熟的技术诊治病人。

第二，指导—合作模式。该模式中的患者有一定的意志要求，需要医师帮助，愿意合作。他们常常把医师置于权威位置，医师也自觉或不自觉地在救治过程中使用自己的权威，发挥指导作用。

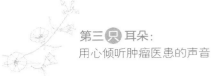
这是目前最常见的医患关系模式，主要在急性疾病治疗期间和外科手术恢复期出现。在该模式中，若医护人员以恩赐者自居，患者对医护人员过度依赖，这种模式对医患关系有很大影响，甚至延缓康复过程。

第三，共同参与模式。这一模式以平等关系为基础，医护人员和患者都有治好疾病的共同愿望。双方各自发挥积极性，相互支持，协同配合，共同和疾病作斗争。这一模式不但常见于慢性病、心理障碍和心身疾病的治疗过程，也常见于其他疾病。有专家指出，随着危重症减少，慢性病和心身疾病增加，共同参与模式将更为普遍。为建立这种模式，医护人员势必在过硬的专业技术基础上掌握更多的行为科学知识。行为科学学派代表人物梅奥（E. Mayo）、马斯洛（A. H. Maslow）、麦格雷戈（D. MeGregor）、卢因（K. Lewin）、穆顿（J. S. Mouton）等研究人际关系，研究人的需求与行为关系，也探讨人的本性及相应管理的问题，还有学者研究正式组织中非正式组织问题及双因素管理模式等。由于医护人员在建立良好的医患关系方面起主要作用，医护人员有必要掌握系统的行为科学知识，并努力将所学应用在医疗检查、会谈和治疗中。

也有学者提出，医患关系应是双主体模式，即医生为主导、患者为主体。但无论是何种医疗模式，我们都应看到患者因人格、性别、年龄和社会地位的不同，对疾病和治疗有不同的认知。由于遗传因素和后天环境的相互作用，每个人在人格整合的完整程度和对外界的适应能力方面差异很大，所以不同人格的患者在面对恶性肿瘤的诊断及治疗时，其适应能力和心理及行为的防御机制不同，对疾病的应激反应也有很大的个体差异。患者就诊时都是焦虑和恐惧的，希望医护人员治好他们的疾病，对医护人员的医疗技术水平抱有很大的期待。事实上，如果医护人员仅注意患者的症状而忽视其个性，患者可能会感觉受伤，从而影响医患关系。反之，如果患者求医时有良好的体验，医护人员态度积极，治疗、护理效果良好，那么医患关系自然良好。

同时，我们需要认识到患者的症状可能由躯体疾病引起（本身疾病引起），也可能由心理社会因素造成，或两者同时存在。心理社会因素可引起精神疾病、心因性躯体症状，并且与心身疾病有关，医护人员应密切注意患者发病前的生活环境和心理社会状况。

我们常发现患有某种慢性器质性疾病的患者常拥有某种特定的人格特质。疾病与人格特质之间有什么关联？到底哪一个是先发的？它们是否相互依赖？是先有了这种疾病才有这样的人格特质，还是先有了这样的人格才会患病？谁是因，谁是果？现在有很多心理学家把原来传统意义上的疾病都归为心身疾病。你会发现，无论哪种疾病都与情绪、情感、认知、行为、态度关系密切，无论如何心和身都无法截然分开。我的亚专业是癌痛及肿瘤社会心理学，我在研究中发现疼痛和情绪都与神经递质乙酰胆碱、去甲肾上腺素、多巴胺、五羟色胺有密切联系。改善情绪，疼痛会减轻；而疼痛减轻了，情绪也会跟着好起来。是情绪不好引起了疼痛，使疼痛加剧，还是疼痛加剧让情绪变得糟糕？对这些问题的思考就是探索医患关系的开始，在这个关系中我们不仅看到了自己，也看到了对方，关键是我们看到了彼此的影响，因此我们在行医过程中既要考虑对方的需求，也要考虑自己的感受。在医患关系中必须以患者为中心，以患者的利益最大化（患者怎样得到最好、最适合的治疗，花费的时间、金钱又最少、最合理）为中心。当你看到这一点，你与对方在诉求一致时，医患慢病管理中还能有什么问题？这是我经常用的比喻：面对疾病，医护人员是患者的"军事顾问"，如何开启这场"战争"，如何以最小的代价打赢这场"战争"——先派出陆军还是海军、空军，还是先派遣特种部队？索性直接投下一颗原子弹？——我想"军事顾问"和"司令员"都需要对"战事"全面评估后达成一致，彼此尊重、包容、接纳。虽然"军事顾问"和"司令员"的指挥风格迥然不同，但他们是一条战壕里的战友，需要相互了解和信任，一个动作、一个表情、一段言语都透露出信息，必要时需要澄清，保证对方清楚明白。只有保持一致的想法和行动来面对共同的敌人——"疾病"，才有赢得胜利的可能。要知道，即使充分准备了"军事计划"，"战争"也还是有可能无法取得最后的胜利，我们还不能做到对疾病这个"敌人"透彻了解，对它我们还有很多未知，需要在"战争"中不断探索，并适时调整"作战计划"。有时我们需要请"外援"，有时我们需要"打游击战"，有时需要"规模作战"。延长"无疾病生存时间"和"带病生存，提高生活质量"是肿瘤科治疗的目标，是肿瘤科目前"作战"的方针要略，也是恶性肿瘤慢病管理的宗旨。

具体到操作层面，"战争"中"军事顾问"如何向"司令员"告知当前战事？"司令员"对战事的了解程度如何？"司令员"周围也有很多"军事专家"，他们如何向"司令员"谏言？"司令员"是否采纳建议？这就是临床上告知病情的过程。在告知病情方面，我个人更愿意在家属的积极状态中直接面对患者，或者在患者的积极状态中直面他们的家属，真诚、坦诚而又巧妙地与他们一起直面问题。正如库伯勒－罗斯的观察："大部分病人会从对他们的态度的改变、不同的相处方式、讲话的音量、亲人的泪水、无法掩藏的不自然的面部表情中察觉自己的病情。"与其隐瞒不如一起面对，与其回避问题不如将焦点放在如何解决问题上。在生命最艰难的时刻没有患者或家属的参与，对谁来说都是一个无法弥补的遗憾。西西里·桑德斯说："我曾询问一个知道自己将不久于人世的人他最想从照顾者那里得到什么。他说希望他们看起来像是很了解我的样子。"那就是彼此的了解——患者和家属之间、医患之间的了解。作为患病的个体，他们只是希望至少"看起来像"。"我们在他们身上可以获得很多关于生命的智慧……忍耐、勇气、幽默……"西西里·桑德斯说。与患者和家属一起做好道爱、道谢、道歉、道谅、道别。让彼此不留遗憾，给患者平静，给生者希望。让生者活出逝者的愿望——即使逝者

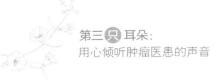

已不在，生者仍然能好好地享受生活。

无疑，医生和患者的沟通是一门学问。目前，医生告知患者坏消息的模式有西方的"SPIKES"模式和东方的"SHARE"模式。美国得克萨斯州 M. D. 安德森医院的沃尔特·贝勒（Walter Baile）博士提出"SPIKES"模式，将告知患者及其家属坏消息的过程分为 6 个步骤（每一步名称的首字母组合为"SPIKES"）。"SPIKES"模式已被美国肿瘤学会（American Society of Clinical Oncology，ASCO）采纳，美国 85% 以上的医学院校给一年级医学生开设医患沟通课程（必修课）。"SPIKES"模式中，"S"代表设置（Setting），医生应设置好本次谈话的内容，预测患者的反应，尽量安排在不被打扰的时间，并问清楚患者愿意让谁陪同。"P"代表对疾病的认知（Perceives），医生要了解患者对疾病的认知程度，以缩短患者已知信息与医生准备告知信息之间的差距。"I"代表邀请（Invitation），其实大多数患者都希望清楚地了解自己的病情，但随着时间的推移和病情的发展，患者可能就不想知道那么多了。接下来医生重要的任务就是要明确患者希望如何处理他们的疾病信息，是想多了解一点还是少一点，是想让家人共同分担这些信息还是只想让家庭中某个人知道等。"K"代表知识（Knowledge），患者如果有心理准备，那么坏消息是容易被接受的。这一步强调患者的认知情况，因为医生要告诉患者哪些信息取决于患者已经了解了什么，从病人希望的"起点"开始。"E"代表共情（Empathy），通常患者在得知坏消息时都会表现得非常激动，医生要认可患者此时此刻的情绪，这些情绪可能影响患者的理解水平，有时坏消息的传达者也会让患者感到悲伤和无助，医生应该尝试用共情的方法来对待患者。最后一个"S"代表总结（Summary）。

"SHARE"模型有 5 个步骤（每一步名称的首字母组合为"SHARE"），由日本心理肿瘤医学学会（Japan Psycho-Oncology Society，JPOS）主导设计。"SHARE"模式中，"S"代表支持的环境（Supportive environment），与"SPIKES"模型中的"设置"类似，但增加了"建议家属一同在场"的内容，更符合东方文化。"H"代表如何告知坏消息（How to deliver the bad news），应以患者能听懂的方式诚实、清楚地告知他们，避免反复使用"癌症"字眼，用词谨慎、婉转，鼓励患者或家属提问。"A"表示提供附加信息（Additional information），尽量提供患者希望了解的信息，包括今后的治疗、疾病对患者日常生活的影响、患者的担忧等。"RE"表示提供保证及情绪支持（Reassurance and Emotional support），态度真诚，鼓励患者和家属表达情绪，维护患者的求生意志。台湾马偕医院方俊凯医师把它总结为"起、承、转、合"。"起"，面谈前的准备，开始面谈；"承"，告知坏消息；"转"，讨论治疗及今后的措施；"合"，总结面谈。

我国唐代著名医学家孙思邈在长期医疗实践中总结出："胆欲大而心欲小，智欲圆而行欲方。"意思是说，医生看病既要敢想敢做，当机立断，又要小心谨慎，周密思考；既要灵活变通，

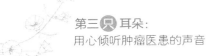
不墨守成规，又要按照客观规律办事，不能主观武断。他在《备急千金要方》中提出，"人命至重，贵于千金，一方济之，德逾于此"，故以"千金"命名其书。《大医精诚》是《备急千金要方》第一卷中的文章，开宗明义地提出医者必须要有医德，是习医者之必读篇。该文论述了关于医德修养的三个核心问题及其医学价值：一是"精"，即医技要精湛，孙思邈认为医道是"至精至微之事"，告诫学习的人必须"博极医源，精勤不倦"；二是"诚"，即品德高尚，孙思邈从"心""体""法"三个方面对医生提出了严格的要求，首先要确立普及含灵之苦的志向，其次在诊治上要"纤毫勿失"，同时在作风上不得炫己毁人，谋取财物；三是"戒"，即戒私欲，不谋钱财，"医人不得恃己所长，专心经略财物，但作救苦之心，于冥运道中，自感多福者耳。又不得以彼富贵，处以珍贵之药，令彼难求，自炫功能，谅非忠恕之道。志存救济，故亦曲碎论之，学者不可耻言之鄙俚也"。

以下为《大医精诚》节选，让我们借助古人的智慧在医患关系中看到彼此！

《大医精诚》（节选）[1]

凡大医治病，必当安神定志，无欲无求，先发大慈恻隐之心，

1　孙思邈，2022.备急千金要方　附：千金翼方：第1册.北京：中医古籍出版社：18-19.

誓愿普救含灵之苦。若有疾厄来求救者，不得问其贵贱贫富，长幼妍媸，怨亲善友，华夷愚智，普同一等，皆如至亲之想。亦不得瞻前顾后，自虑吉凶，护惜身命。见彼苦恼，若己有之。深心凄怆，勿避崄巇，昼夜，寒暑，饥渴，疲劳，一心赴救，无作功夫形迹之心。如此可为苍生大医，反此则是含灵巨贼。自古名贤治病，多用生命以济危急。虽曰贱畜贵人，至于爱命，人畜一也。损彼益己，物情同患，况于人乎？夫杀生求生，去生更远。吾今此方，所以不用生命为药者，良由此也。其虻虫水蛭之属，市有先死者，则市而用之，不在此例。只如鸡卵一物，以其混沌未分，必有大段要急之处，不得已隐忍而用之。能不用者，斯为大哲，亦所不及也。其有患疮痍下痢，臭秽不可瞻视，人所恶见者，但发惭愧凄怜忧恤之意，不得起一念蒂芥之心，是吾之志也。

夫大医之体，欲得澄神内视，望之俨然，宽裕汪汪，不皎不昧。省病诊疾，至意深心，详察形候，纤毫勿失，处判针药，无得参差。虽曰病宜速救，要须临事不惑，唯当审谛覃思，不得于性命之上，率尔自逞俊快，邀射名誉，甚不仁矣！又到病家，纵绮罗满目，勿左右顾眄，丝竹凑耳，无得似有所娱，珍羞迭荐，食如无味，醽醁兼陈，看有若无。所以尔者，夫一人向隅，满堂不乐，而况病人苦楚，不离斯须，而医者安然欢娱，傲然自得，兹乃人神之所共耻，至人之所不为，

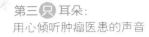
斯盖医之本意也。

夫为医之法，不得多语调笑，谈谑喧哗，道说是非，议论人物，炫耀声名，訾毁诸医，自矜己德，偶然治瘥一病，则昂头戴面，而有自许之貌，谓天下无双，此医人之膏肓也。老君曰：人行阳德，人自报之；人行阴恶，鬼神害之。寻此二途，阴阳报施，岂诬也哉？所以医人不得恃己所长，专心经略财物，但作救苦之心，于冥运道中，自感多福者耳。又不得以彼富贵，处以珍贵之药，令彼难求，自炫功能，谅非忠恕之道。志存救济，故亦曲碎论之，学者不可耻言之鄙俚也。

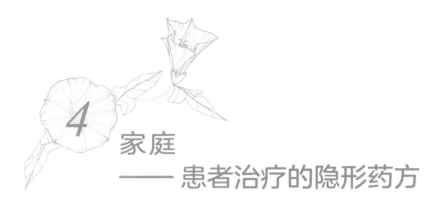

4 家庭
—— 患者治疗的隐形药方

患者作为社会人，必然离不开家庭和社会。我们在上一章谈及患者的某种慢性器质性疾病和某种特定人格有关系，医学上把这种疾病归为心身疾病，是心身医学研究的内容。那么，心身疾病产生的根源是什么？我们发现，个体的先天气质和环境因素是两个重要因素。在大自然中，动植物为了生存用自己的方式来适应环境：仙人掌为了适应沙漠环境，叶子退化成刺；鸟类为了飞翔，体内进化出气囊；旗形树的树冠顺风长，可避免被风折断……人类也不例外，刚出生的婴儿柔弱娇小，会用哭声来表达自己的需求；婴儿生长在不同的家庭，潜移默化中受照护者的影响。

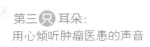
患者的人格形成于成长的环境，与他的原生家庭及成长经历有关。在面对恶性肿瘤时，患者及其家庭都会发生变化。有的好像是在平静的水面投掷石块泛起涟漪，有的则如一叶小舟遇到汹涌的波涛。

> "每次化疗爱人和孩子都会给我按摩，放一些舒缓的音乐，我非常享受和他们在一起的美好时光，非常珍惜和他们在一起的每一天、每一刻！"

> "孩子爸爸在外地工作，每次回来都会给孩子带一些她喜欢的玩偶。生病后孩子也非常乐观，我们会支持她！一直陪伴她！"

> "我父亲上过朝鲜战场，他不会因生了这个病就悲观沉沦。平时他就十分满足，他珍惜身边的一切，也非常节约。我们尊重他，也会像他一样，无论他的病情怎样，我们都勇敢面对！"

和睦的家庭在艰难的时刻彼此支持和安慰，是最有效的家庭治疗！

> "我女儿可懂事了，小的时候她父亲经常不回家，回家心情

不好就打我，打得我想死的心都有。女儿总会跑过来安慰我、拥抱我……现在我无法面对她生病的事实，我不敢看她，我知道她做化疗非常痛苦，可我不知道该做什么，她还没有谈朋友，人生才开始……我真的好害怕……"妈妈早已泣不成声。

当我们失去的时候，我们孤单、无助、害怕，没有归属感。那么，我们失去的到底是什么？

"我生这个病还不是你们造成的，你们一个个都不让我省心。我天天省吃俭用，你们怎么对我的，都要把我气死了。这下我得了癌症，你们高兴了吧，满意了吧！不要出现在我眼前，都给我滚！"不知道这位父亲有多大的愤怒和不满，两个儿子瑟瑟发抖。"其实我爸并不知道我哥得了白血病，如果知道了也许他不会这样。他对我们总是不满，他曾经被周围人看不起，所以对我们要求严。在家不能反抗，他说的都是对的，他就是我们家皇帝，母亲也无能为力。我和哥哥长大了知道他不容易，也更理解他。哥哥想多挣一点钱，从父亲看好的那个稳定的单位辞职了，父亲一直耿耿于怀，说我也会走我哥的路，白养我们了。哥哥如果不是那几年辞职出来，现在都没钱看病。他有一些积蓄准备做移植，一做治疗我们就说我哥出差了，我妈的表情藏不住，我爸一看就吼我妈说我哥在外面胡来，惹事了，让我妈告诉我哥，让我哥死在外面不要回来……"

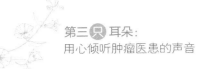
这个家庭真诚沟通的阻碍在哪里？他们还有机会吗？

"你直接告诉我，我得的是什么病？我能承受！我也有知情权。"她23岁，看到妈妈向医生眨眼睛，要求即刻了解自己的病情。在知道自己病情后她没有表现出悲伤和绝望，她说："我的人生我做主，上天让我活多久是它的事，我要做想做的事情，我要抓紧每一分钟。如果哭能解决问题，我可以哭两盆泪水；如果泪水解决不了，就要选择坚强面对，大不了就是死。"她转身对她的母亲说："不要为我难过，我们母女缘分就这么多，谢谢你养育了我，我却不能陪你到老，爱自己多一些。"

后来我从女孩妈妈那里得知孩子爸爸家重男轻女，生下女孩后，婆家对她们母女不好。她把女儿当男孩养，男孩做的事情她都鼓励女儿做，遇到困难自己想办法，学习、生活她都让孩子自己来。长大了女儿也知道爸爸不喜欢她，爷爷奶奶偏心，她说无所谓，只要自己过得舒服就行，还常常安慰妈妈，鼓励妈妈要活出自己想要的人生。妈妈自己却始终迈不过去。她们一起去照了母女亲子装照片。她告诉我会满足女儿的愿望，在女儿生命最后一刻给她唱她想听的歌，不做任何无谓的抢救的愿望。女儿甚至为自己选了墓地、设计了墓碑……母女俩重新面对一切，妈妈重新开始她的生活，延续女儿的希望……

"我 10 岁时父亲就去世了，现在我又诊断出肝癌。我手术后刚出院，儿子因消化道出血在医院也诊断出肝癌，没有手术机会，半年后就走了。幼年丧父、晚年丧子，人生四大悲我经历了两个，谁知道我的痛啊！"

他是一家单位的高层领导，语气平缓，眼里闪烁着泪花。5 年后他肝癌复发，出现黄疸，我再看到他时全身黄染，腹部膨隆（大量腹水），极度消瘦。他告诉我他最放不下的是老伴，以往家事都是他在管理。儿子虽然也有自己的事业，但还是不放心。让他欣慰的是他为 90 多岁的母亲送了终。墓地是他亲自选的，墓碑是他亲自刻的，他没有让母亲承受那么多痛苦。最近一年来母亲生病，他什么事情都亲力亲为，太累了，疾病复发没有及时治疗。让我想起他手术中曾经安置肝动脉泵，从泵里打药，有时针刺入皮肤两三次都找不到泵口，打药非常困难，他说，"没关系，再换个地方，可能是长胖了，脂肪把泵包住了"。

"我年轻的时候对婚姻要求非常高，一定要找有眼缘的人，用现在时髦的话说要找精神伴侣，到我准备放弃婚姻时，突然就出现了这么一个人。我妻子比我小 16 岁，婚后我们没有要孩子，过得非常幸福。3 年前她说胃不舒服，我陪她去做胃镜，检查出是胃癌，立刻做了手术，术后做了半年的化疗……她不想化疗……她太难受了……我鼓励她……终于，

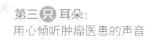
半年后化疗结束了，我们想化疗后终于可以好好歇歇，恢复一下，体重上升了，谁知 3 个月后复查说腹腔转移了……很快就是腹水、肠梗阻……前前后后就一年半的时间……真后悔做治疗了，早知道时间这么短，不如带她到到处走走，至少她不会那么痛苦……人生也不过如此，何必太痛苦，我太后悔了，在她如此痛苦的时候还坚持让她化疗，真的……她太痛苦了……"

据他的家人说，自从他妻子去世他就不修边幅，以前的他"头发油亮、西装革履"，"是个对生活品质要求高的人"。他需要的是什么？他现在怎样了？

"第一次手术后，我非常有信心，无论放化疗多么难受，我都鼓励自己，告诉自己治疗后病就好了。我还鼓励其他病人，周围所有人都觉得我积极乐观，我也是这么认为的。但一年多后就复查出骨转移……痛啊，我换用了很多药物……这次真的没有办法面对……爱人对我很好，女儿也不让我操心……家里没人时我就想尽办法折磨自己……家里人不理解，我也不想说。他们总认为是我想多了，好好治病就行，用最好的药，选最好的医院，不用担心钱。现在家里什么都不缺，医疗条件也好，为什么还要这么做……其实他们不理解我的痛苦，我还年轻，我还不想走，我还想好好生活！"

这是一位 42 岁的女性，文静恬美，丈夫放弃了工作。他们不理解为什么家里条件这么好她还要寻死觅活的，"把家里上上下下闹得不得安宁，没有一个人好过"。在这个家中一定有什么阻碍了他们。

> "没有了女儿，这些东西对我来说没有任何意义！"一位上市公司老总，一位母亲向我述说。在大学上研究生的女儿疾病复发，女儿的痛撕裂了母亲。她不能自持地痛哭着，她愿用一切换取女儿的片刻安宁，哪怕是自己的生命。

这是一个离异家庭，妈妈虽有自己成功的事业，但女儿的病情让这位母亲崩溃、痛苦。

> "我刚入职就发现肝癌，我女朋友父母知道后不允许她和我来往。我不能没有她，我就这里不舒服。"他拉着医生的手比画。他对所有的医护都这么说。护士说："其实经过观察，他不需要打止痛针，只要有人跟他说话他就会好。"他父亲说："儿子女朋友父母的要求我们做父母的都能理解，但是他以死相逼，哪个人愿意？一说要死，女朋友就过来，人家也要上班，别人父母也有其他想法，唉……"

后来听说他在单位宿舍打开煤气自杀未果，却因爆炸烧成重

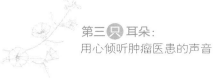

伤，无法说话进食。

> "医生，你看，他现在情况是不是已经非常不错了？他完全可以做一些家务了嘛，适当做一些家务还是可以的吧？8年来他什么事情都不做，我像照顾婴儿一样照顾他，有时候我都想对他发火！要不是看在他是病人的份上，我早就把他甩在家里自己一个人出去玩了。"

生病后，个体可能会表现出继发获益和退缩行为，他们可能从周围环境中撤回兴趣，表现出退缩甚至退化。那这种行为背后又是什么？

> "其实我痛得实在受不了了，看到她悲伤难过，我表现出不那么痛她就会好受一点。她跟我生活了一辈子，年轻时我们太苦了，她不容易，我的痛会让她非常痛苦。她常常说要是我有个三长两短她就没法活下去。我必须在她面前装得不那么痛，你说怪不怪，我装得不那么痛，有时还真管用呢。但我知道我的病情，我悄悄给她写了很多信，也为她买了一些她喜欢的礼物，等我走了让她感受到我依然在陪伴她。"

陪伴是最长情的告白，这是一对老夫妻的爱。

"我生病有 6 年了，现在就是定期随访复查，一切都还好。我自己感觉还不错，去上了老年大学，学费每年几百块钱也能承受，还有老师教瑜伽，自己也在练习，也会建议家人或周边的亲戚朋友做锻炼。"

她是一位 50 岁的肠癌患者，在家人的支持下她把自己的生活安排得充实、丰富。

"医生，快去看看，隔壁床的患者和家属吵起来了，我们劝没用，家属哭得伤心，患者吵着要出院。"一位同病房的家属匆忙跑到医生办公室大声报告。那位患者做了化疗食欲不好，妻子说多少都要吃一点才行，患者说想吃点稀饭，妻子从家里做了带来，患者又表示不想吃了，说想吃点泡菜，妻子又到楼下去买，买上来患者又表示吃不下去，每天这样的事情要发生很多。即使出院回到家里也经常这样，想吃青椒鱼，做好了患者动动筷子又不吃了。患者表示化疗了他就是不想吃，终于想吃一点但一闻味道就又不想吃了，还想吐。妻子就抱怨他，说他左也不是右也不是，不把身体养好怎样治病，说他不认真对待治疗，对家庭不负责任。患者说在没有生病时妻子也会按她自以为对的想法为自己做很多事，很多事情其实不需要做的，想到她辛苦也就没有说，这下倒好，简直不考虑他做治疗的感受。他受不了了，就赌气说不治了要出院，

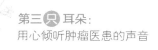

| 妻子就开始指责他。

　　显然，患者化疗期间消化道反应大。我们建议这段时间清淡饮食，少食多餐，仍然反应明显的，也要保证足够的水分摄入（各种蔬菜汤、果汁都行，前提是适合患者口味），保证小便量，小便颜色淡黄或清亮。

　　奥地利个体心理学派创始人阿尔弗雷德·阿德勒（Alfred Adler）认为，每个人都应被视为平等的存在。尊重他人，就不要一意孤行地为他人做决定，打着"为他好"的旗号无视个人的意愿。其实，在临床上，特别是治疗中，患者反应大时家属真的是很为难。我还记得查房时有位家属就说过："我就是要强迫他吃饭，吃三口，吐两口，还有一口嘛，总有一口饭进到肚子里，不吃饭怎么能行，人是铁饭是钢，他说不吃就不吃，这怎么能行，不吃也得要吃！病长在他身上，没有人能替，他就必须按照我们的方法来，一切为了他把病看好，只要身体好就能扛得住治疗！"

　　一次门诊有位家属冲进门诊室着急地说："医生，你快点帮我们看，我们等了很久了，我还有其他事情要办。"医生听闻家属这么说也很无奈。不过我们需要看到作为照护者的家属的疲倦、愤怒和无奈。就诊过程中有时言语上稍有不慎医护人员就会无辜"躺枪"。插队就诊的背后也有很多值得探寻的东西。

| "我的肠癌治疗到现在已经 7 年，我非常感谢华西，让我多

活了 7 年。现在我来复查，我都是快 80 岁的人了，不会用智能手机，每次都是我一个人来。老伴 90 岁，有中度痴呆，家里有个保姆，两个孩子都在外地上班无法回来，我来看一次病真的不容易啊！"老太太流着泪说："一定要留个孩子在身边，老了很多事情无法自己做。老伴年轻时真的很能干，为四川省争取了很多国际项目，我不是显摆，只希望能照顾他。"

这位老太太在门诊上开了肠镜检查，来了好几趟都没完成麻醉访视（如约麻醉科号，不知道如何付费，预约单过时）。这将是老龄化社会普遍存在的现象。

许许多多这样的对话，让我们看到疾病、患者和他们的家庭。医患这种特殊的人际关系。我们不得不思考该如何面对这些问题。

下面这些患者及家属提出的问题让我们更难回答：

"我母亲这个病能治好吗？"

"他得了这个病还能活多久？"

"这个病治疗效果怎么样？"

"第一次手术后我做化疗，还是抱有非常大的希望，现在复发了，我感到没有希望，甚至是绝望，我还能活多久？"

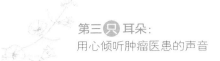
"生活是美好的，特别是看到我的家庭幸福，两个儿子也非常优秀。我还有多长时间？"

"医生告诉我们，我父亲只有 3 个月的时间，我们害怕那个时间的到来，不知道该如何面对。父亲的生命还能延长吗？"

"刚开始医生告诉我的家属我大概只剩一年，我是后来才知道的。现在又过了一年半，还感觉不错呢，我再活 3 个月应该没有问题吧？"

"手术下来医生说根据分期我必须化疗，我们家的情况当时不允许，孩子刚上大学，家里还有一个 80 多岁的母亲，老婆身体也不好，不能把农活都丢给她。现在已经 3 年了，我偶尔来复查一下是不是也行？"

"我老伴 80 岁，75 岁得的病。前段时间大家聚会时还在唱歌，现在肺转移了，他复查了 CT，是不是很严重？他还能活多久？还有没有办法？"

"报告说肺上有新的病灶，腹腔的淋巴结好像也有增大，我是不是就不行了？"

"他真的不行了吗？他的生命就不能用什么办法来延长吗？"

> "我母亲太苦了，现在生病，她还有多长时间？接下来我是否还有机会带她出去走一走？"

这样的案例肿瘤科太多太多，我们从患者的叙述中感受到他们的无奈与不舍。

面对求治者，我们不得不考虑他们的家庭。家庭是他们成长的环境，在这个环境中有些东西深深刻在了他们心里，并反映在他们的认知和行为表现上，他们自己却意识不到，家人也意识不到。患病似乎提供了一个机会，使患者从各种不满意、强求或过分苛求的人际关系中撤离。这是一种情绪和行为上的退缩和衰竭表现，也是一种自我治疗。特别是在病重期间，患者人格明显缩窄，他不仅可能逐渐放弃对他人的关注，而且与现实的关系也可能变得不确定，此刻家庭成员对他而言非常重要。

> "女儿一来，她妈妈的病都减轻一大半，帮她妈妈梳头换衣服，还要帮她妈妈涂指甲油呢！"病人的丈夫对我们说。

> "只要儿子一来，他的病情就会加重，疼痛也更加明显，他不想让儿子来看他。儿子来就站在病房外面，站一会就走了。"他的妻子说。

不难看出，家庭作为一个系统，生在其中的我们无法无视它

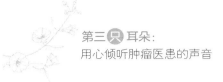
对每一个人的影响。家庭成员对患者的影响有时也在言语中表达出来。

> "是我害死了母亲，如果我不为了自己，让母亲这么匆忙地去做化疗，她也许还不会走，我还希望她能参加我的婚礼呢。"

这位年轻的女孩无法接受母亲入院不到一周就因罕见的化疗毒副反应而去世的结果。她 3 周后就要举办婚礼，还特意为妈妈准备了特别的出场，可是现在却无法实现了。

> "我照顾他都快 7 年了，真的没有一天属于我自己。上有双方多病的父母，下有一个上中学的孩子。不瞒你说，我有时真的希望他早点走了算了。"

家属的痛苦和疲倦不言而喻，我们该如何面对呢？

> "我最怕他来医院复查，5 年来一说要来复查，我就睡不着觉，害怕看到又期待看到检查的结果，你不要笑，我都是祈求了很久才来医院的。报告结果不好，我就造一份假的，如果好我就马上打电话给他。儿女不在身边，只好自己来医院。平时我会绕开你们医院走，尽量不到你们医院来。"

即使治疗告一段落，即使是目前医学判定的临床治愈，患者和家属还是忐忑不安。他们究竟在恐惧、害怕什么，以至于这样谨小慎微保护着彼此？

> "我弟妹真的一点办法都没有了吗？全家人都喜欢她，她性格开朗，老天怎么这么不公平，她还有一对上小学的双胞胎女儿。"

患者出现了广泛的转移，合并胆道梗阻和胆道感染，目前处于休克昏迷状态。

> "十多年前我的妻子就在你们医院治疗，我对你们医院太熟悉了，这两栋楼都跑遍了。妻子去世后我发誓再也不来你们医院了，现在我生病还是来你们医院住在肿瘤科，曾经熟悉现在又陌生的环境让我感慨万千。"

医院小花园里上演了多少幕悲欢离合的故事，好多家庭最终是人财两空。

有一次我在下班回家的路上碰到一位曾经住在我们科的病人。他很年轻，推着手推车在卖水果。我忘了他是什么病，也不了解他的家庭和个人情况，只记得他在护士站跟护士聊得很开心。我曾经向护士问起他，护士告诉我他非常乐观，也勤快能干，卖

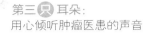
了水果凑够钱又回来做治疗。

这些普普通通的人创造不凡的背后是强大的家庭支撑。我经常问我的患者："你如何看待自己的病？"我问家属："你如何看待患者的病？他生病了，他想要什么？他希望你怎样？你会送什么礼物给他？他又会送什么礼物给你？这个礼物是不是非常特别，可以传承下去？"通过多次问询让彼此的需要和希望越来越清晰。

在一次课堂上，杰弗瑞·萨德博士（Jeffrey Zeig Ph.D）念了一首诗："因为希望让我们获得拯救……因为爱可以拯救我们……"爱，我们每个人都能感受和体会到，每个人对爱的感受和体会却又不一样。

美国第一代家庭治疗师维吉尼亚·萨提亚（Virginia Satir）曾说："一个人和他的原生家庭有着千丝万缕的联系，而这种联系有可能影响他的一生。"德国心理治疗师伯特·海灵格（Bert Hellinger）也说："一个人和他的父母的连接方式就是他与这个世界的连接方式。"父母如何为新生命注入养分，新生命如何汲取这些养分？在家庭中如何去爱，如何去感受爱，一直是心理学家探索的问题。尽管父母给予爱和美好，孩子所感受到的不一定是爱和美好。有一种爱是妈妈感觉到你需要。毋庸置疑，父母的性格和世界观、孩子的排行和重要经历等都会潜移默化影响孩子的性格以及未来。萨提亚在她的《新家庭如何塑造人》（*The New People Making*）一书中传递了这样一个信息，那就是家庭在孩子成长中的作用不可估量。她在书中探讨了以下几个问题：自我价值、家庭的交流模式、你所尊重的家庭规则是什么？你的家谱是怎样的？你拥有怎样的一个家庭？……这些话题让我们认识自己与家庭的联系和关系，让我们看到家庭的同时还能看到自己成长的轨迹和未来的方向。

那是不是我们就必然受困于原生家庭呢？我们知道，父母大都是第一次为人父母，他们也在探索如何养育孩子，努力把自己认为最好的给孩子。他们尽自己最大努力来爱孩子，但他们也会遇到无法解决的难题。特雷弗·诺亚（Trevor Noah，中国网友昵称他"崔娃"）写了一本传记《天生有罪》（*Born a Crime*）。书中讲他的母亲是南非黑人，父亲是瑞士裔德国白人，在南非种族隔离制度下，他的出生本就是违法的。他只能在家里见到父亲，也不能称呼父亲。他无法融入白人社会，也不被黑人群体认可。可是这种"罪"却莫名地赋予了他一种在缝隙中野蛮生长的力量。他跟着母亲四处寻找住处，为了逃避祖鲁黑帮司机的迫害，还是小男孩的崔娃被母亲果断地从车上推下来像动物一样在路上狂奔。他会多种语言，自称"变色龙"。语言能力强使他更容易被学校其他孩子接受，这也帮助他解决了各种棘手问题，"比起肤色，语言更能决定你是谁"。在南非，给孩子起名字总是要赋予一些意义，这些意义似乎在孩子长大后可得到印证。可是"Trevor"却是一个毫无意义的名字，他说："我妈妈希望他的孩子不要被命运束缚，她希望我可以自由地去任何地方，做任何事，成为任

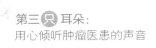
何人。"崔娃在这本书中讲了他与众不同的成长经历，以及对种族、文化、归属、家暴等的思考。

泰戈尔说：你今天受的苦，吃的亏，担的责，扛的罪，忍的痛，到最后都会变成光，照亮你的路。

索甲仁波切说：生命中也许充满痛苦和难题，但这些都是成长的契机。

遗传和心理创伤不能支配任何人，无论他经历过什么，现在都有机会都有能力选择属于自己的未来。

不要把原生家庭当作不肯成长、不愿改变的借口。你的幸福、快乐掌握在自己手中。过去原生家庭中发生的事情，不需要你负责。但是，从今天开始，你所做的每一个选择，都要自己负责。请记得：现在的你就是你子女的原生家庭！你在重新创造家庭文化。过去不对的事情，不要持续；过去好的经验，要把它传承下去。

5 面对疾病，个人和家庭如何应对

确诊恶性肿瘤是一个重大的创伤应激事件。刚确诊时，患者往往会有从否认、怀疑、恐惧、害怕到逐渐接受的情绪变化，这些都是面对重大创伤应激事件的正常反应。随着应激性生活事件的减少和个体适应能力的改善，有些患者或家属会逐渐恢复，另一些患者或家属则需要更多的心理支持和帮助。

　　初始诊断时患者和家属会有生存危机感，他们经常问医生："这个病可以治好吗？""得了这个病还能活多久？"虽然很多患者和家属都努力使自己恢复常态，但还是有些人无法从这种强烈的痛苦中走出来。即使症状得到缓解、病情好转，甚至临床治愈，他们也会感到自己生活在疾病阴影下。患者和家属担心复发，一旦真的复发，心理状况会变得更加复杂。复发患者的躯体状况和心理健康状况比没有复发的带瘤生存的患者更差，他们更绝望、更沮丧，更容易出现精神问题。

　　家属是患者强有力的后盾，也是患者最密切的接触者。他们能协助医护人员观察患者的症状，他们自己的状况也能间接反映患者的情况。家属的良好状况对患者的心理和躯体健康都有促进作用，我们建议家属在感到痛苦、无法调适时主动寻求相关人员帮助。

　　由于担心患者无法面对恶性肿瘤的诊断结果，不少家属要求医生对患者隐瞒病情，也有患者考虑到家属的情况（如怀孕、身体不好等）要求医生对家属隐瞒病情。不过这种善意的隐瞒对彼此都会造成巨大的压力。

　　其实，随着法律的不断健全，当事人的知情权和选择权利越来越受到尊重。生命属于自己，当自己的生命受到疾病的威胁时，当事人有权了解事情的真相，当然也有权表明自己不想知道病情。其实，患者从医生和家属的言谈举止中早就获得了疾病的大概诊断结果，只是家属以为患者不知道，患者也不说破，双方为此背负了巨大的压力。

疾病的治疗需要在患者身上进行，我们建议根据患者的承受能力和性格特点用适当的方法告知，积极引导他参与整个治疗过程。

确诊恶性肿瘤就像是风平浪静的海面上的狂风暴雨。家庭这条小船在汹涌翻滚的海浪中摇摆。在获得新的能力之前，整条船失衡了，此时需要每位船员在凝聚力、弹性、解决问题的方式、情感表达以及行为控制上做出特殊的适应变化，尽快让小船恢复平衡。当然，此时能在外界的帮助下离开那个令人糟糕透顶的环境也是一个非常不错的选择。

一个具备灵活性和凝聚力的家庭能够根据疾病的情况，在必要的时候改变家庭成员的角色和家庭关系维系强度，让小船平稳前行。要做到这一点，家庭的适应性和凝聚力必不可少。

适应性指家庭制订新的规则程序和优先事项以满足疾病带给患者及其家庭的不断变化的需求。其中有效的沟通能力是达成目标的关键。面对恶性肿瘤，有很多决定要做，有很多问题要解决，此时良性的沟通可以使家人互通信息、疏解情绪，辅助医生的临床治疗。

凝聚力是家庭成员之间的情感纽带。若家庭关系过于紧密，那么家庭成员对家庭过度依赖；若家庭关系松散，家庭成员对其他成员很难承担责任和义务。这两种家庭在支持医务人员及协助患者做决定方面都表现不佳。只有那些具有适当的凝聚力和关联程度的家庭才具备良好的家庭功能性和实用性，寻求专业人士做

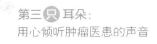
"家庭治疗"或开"家庭会议"。

我们每个人都有属于自己家族的传统和文化，这种传统和文化常常以潜在的方式存在，实实在在地影响我们看待事物的观点和应对事物的方法。无论这种影响是来自生物学禀赋，还是来自后天共同生活的影响，个人受家族影响是不争的事实。由于具有相同的血缘和相似的生物学属性，有共同的生活环境、共同的家族利益和荣誉感，我们很难摆脱家族对自己的影响，这种影响的表现方式是多种多样的。因此，心理学引入了家庭治疗法。家庭治疗流派纷呈，有鲍文式、结构式、沟通与策略性、经验式、心理动力学、认知行为、建构主义、叙事、系统式、萨提亚式等。我们重点介绍系统式家庭治疗。系统式家庭治疗是将家庭作为一个整体进行心理治疗的方法，属于广义的集体（团体）心理治疗范畴。它把焦点放在家庭成员的人际互动上，其出发点是把家庭看作一个私人性的特殊"群体"，需要从组织结构、交流、扮演角色、联盟等观念出发来了解患者及其家庭系统。

系统式家庭治疗从系统论的观点出发，将家庭看成一个系统，将家庭成员看成系统的组成部分，并认为家庭中每个成员都有自己认知事物的模式。这个模式在心理学上称为内在解释。一个人的内在解释与外在行为是相互作用、彼此影响的，它们也会影响家庭成员的关系。家庭治疗探索家庭结构，通过引入新的观点和方法对整个家庭进行干预，改变家庭关系格局，使之产生新的规则和互动模式。

系统式家庭治疗认为，个体心理和行为与其所处的社会环境密切相关，心理和行为的问题自然与社会环境脱不了关系。家庭自然首当其冲。家庭系统内各个成员之间信息怎样发送、怎样接收，交流什么、怎样交流是系统式家庭治疗关注的重点。家庭治疗的基本思路就是在家庭系统和社会关系的框架和背景下来观察、理解和处理个体的心理症状或问题。个体的问题是系统或其规则有问题的表现、结果和原因。既然问题来源于社会关系，那么就必须回到社会关系中去寻找改进的方法。关系改变了，症状或问题存在的基础和前提就改变了，患者的症状或问题自然也会发生变化。系统式家庭治疗试图与个体一起分析其人际环境，在此环境下人与人交往时采用的规则，并在理解和试图改变现有人际关系和规则的基础上减轻或消除症状。

家庭会议已广泛应用在亲子教育和婚姻关系当中。首先要明确家庭会议的背景，家庭会议的主题，家庭会议的时间、地点、参加人员、主持人、记录者。肿瘤患者的家庭会议如何进行应根据患者情况灵活决定，其目的是让患者和家庭成员对现有疾病有充分的认识，在治疗方式上达成共识。医生不仅可以通过家庭会议了解患者对自己病情的认识程度、家庭成员对患者疾病的认识和态度，还可以了解家庭对患者的情感支持情况；同时患者和家庭成员也能通过家庭会议解决分歧，重新调配家庭位置，重建、修复关系。

家庭会议可以由患者或某个家庭成员主持，也可以由主管医生主持，邀请亲朋好友参加。家庭会议能让家庭成员发展出高度

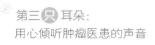
的觉察力与责任感，强化彼此的陪伴关系和连接，让每个家庭成员充分认识到自己的家庭角色和责任，在共同的愿景下沟通意见、解决冲突。

家庭会议中最易察觉的是家庭成员的情绪。情绪是我们认识自己的最佳途径。在面对恶性肿瘤时了解患者及其家属的情绪是医护人员了解、理解他们的最佳途径。如果我们读懂了情绪，就能听懂身体的语言，就能解读看似令人困惑、迷茫、不知所措的苦恼。情绪无所谓好坏，每种情绪都带着信息来与我们沟通。面对情绪，不要躲，不要藏，表达情绪是爱自己的另一种方式。如果我们能如是面对情绪，很多事情会发生不可思议的变化。

当一名家庭成员被诊断患恶性肿瘤时，整个家庭都会随之改变。因此有人说"癌症是一个家庭问题"。家庭成员关心和照顾患者的双重责任，为患者应对疾病提供了支持。家庭成员应与患者进行积极的情感互动，同时还需要觉察自己内心的感受。家庭成员的角色、要求和需要在与疾病斗争过程的不同阶段都会发生变化。不确定感和对疾病失去控制的感觉会长期存在。在疾病发展或者进入晚期时，照顾需求的增加以及死亡不可逆转带来的威胁，会使家庭遭受更为显著的痛苦。因此，关注恶性肿瘤患者心理时，也要留意其照顾者和家庭成员的心理状况。只有当整个家庭能一致应对恶性肿瘤时，患者才能获得良好的家庭支持和康复环境。在面临治疗失败或疾病进入缓和医疗时是否选择不做治疗、如何面对死亡才是患者和家属最大的心理挑战。

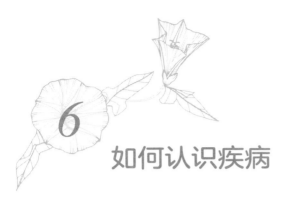

6
如何认识疾病

现代医学的发展让我们认识了不同的疾病。疾病的诊断带给医生确定感，带给患者和家属的却是恐惧和担忧。那么疾病想告诉我们什么，想让我们看到什么？

我们可以把疾病当成知心朋友，不妨探寻下生病的根源。我们一定是在什么地方或者在什么时间忽略了什么问题，这些问题越积越多，让我们生病，甚至患上恶性肿瘤。它用看似极端的方式表达了什么？让我们来和它对话吧！

"嗨，你什么时候来到我的身体里的？怎么没有告诉我一声？"

"我早就提醒你了，早就告诉你了呀！"

"那你希望我做什么呢？"

"其实，当你告诉我你的感受不好时我的感受就好些，因为我感到被理解。"

"真对不起，我忽略你太久了。"

"没关系，让我们一起想办法吧！"

"一定有一种方法既能让你感受好一些，也能让我感受好一些！"

"是的！当我们都好了，我们彼此都会放心！"

这是与疾病的一段对话。我们生病后常常重新审视自己的人生。疾病在告诉我们，我们的生活方式或思维模式出了问题。其实，所有的疾病名称只是一个代号，不要被它迷惑，不要只看到疾病的表象而忽略疾病背后的真相。

甚至有人提出，疾病就是被压抑的情绪，被压抑的情绪通过身体生病来表达，心理的伤让身体来"买单"。心理学也认为，疾病是另一种语言的表达，它表达过去，表达某个事件，表达某种期待，是压抑已久没有化解的情绪通过身体在呐喊。它声嘶力竭地呐喊，我们听到了吗？身体是灵魂的殿堂，它藏着我们对生活、对世界的认知，疾病只是借助身体让我们不断探索自己。

在这里我想分享一个故事。在期待故事前先深深地吸一口气，再缓缓地吐出来，再做两三次深呼吸。这是我听这个故事时那位老师要求我们做的，我尽可能还原当时的情境。

在远古时代，有这么一群人——大人、孩子，男人、女人、老人、年轻人——行走在辽阔的草原上。他们穿过草原上静静流淌的小河，来到了一座山下。他们没有停下脚步，继续向前，进入了层峦叠嶂中。你看不到他们，你很好奇：这么一群人坚持不懈地走着，他们要去向哪里？他们一路上会遇到什么？……还好，在山的另一边，他们终于出现了。他们眼前是一望无际的大海，海浪拍打着海岸，海风迎面吹来，都是海的味道。他们在短暂休息后开始造船。他们从山里来来回回扛来很多树木，造了一只能容下他们的大船。不知道过了多久，他们把造好的大船推入大海。欢呼雀跃之后每个人都上了船，迎着海风拉起帆。大船在茫茫的大海上航行，无法预测会遇到什么，也许是风平浪静，也许是狂风暴雨。他们在经历了这一切之后，船漏水了，有块板子被海浪打掉，还好他们用备用木板填补上了。问题暂时解决了，但他们不知道这样是否能坚持到大船抵达海的另一边，他们祈祷着。船又漏水了，不是一个部位，而是大大小小有好几处，这样下去肯定会沉的，不过现在船还能再坚持一会儿……渐渐地，海岸线出现了，不远的地方还有个小岛。是在小岛上修缮还是直接驶向海岸？是小修小补还是全面修缮？他们无法预知中途可能发生什么，或许再次遇到电闪雷鸣、狂风巨浪，也或许一路风平浪静。

这艘漏水的船就像是我们生病的身体。船为什么漏水？是木板契合不好？是备用木板不合适、不够用？还是一路的艰辛让船承受不了？我们该如何认识这艘漏水的船？

有些学者称现代医学为现代经典医学。就像首都医科大学宣武医院神经外科专家凌锋教授所说，现代经典医学让医生可以从病人表面看到他的内里，看到他的基因，看到他的分子、蛋白等。那到底什么是"病"，什么是"健康"？怎么把握治疗的度？什么样的"病"该治？什么样的"病"不该治？医生对患者病情的发展和预后是有直觉的，如何描述这种直觉，可以量化吗？凌锋教授的团队利用系统论将生理学、病理学、临床医学和临床人文学放在一个框架里，建立了一个理论体系，将其称为系统医学，就是用系统论的原理和方法来解决和思考医学问题。他们还用数学语言把系统医学表达出来：

$$s=b/[1-(k+a)]$$

s 表示疾病，b 是外因，a 是内因，k 是个稳态系数，$1-(k+a)$ 表示抵抗力，以前这种能力靠医生的直觉，现在可以通过这个公式量化：是这个 b 外因太强，还是 $1-(k+a)$ 这个内因太弱，抑或是两者兼而有之？这个公式可以用来解释整个疾病和稳态的过程。凌锋教授强调，要尊重患者的自愈能力，它与生俱来，不要忽视它的力量。理解了这一点，你就会理解传统医学阴阳调和的观点。中医强调，所谓疾病的发生不过就是阴阳平衡失调，因而调整阴阳、补齐不足、泄其有余，恢复阴阳的相对平衡是治疗的基本原则。"寒者热之，热者寒之""虚则补之，实则泻之""损其有余""阴病阳治""阳根于阴，阴根于阳，无阳则阴无以生，无阴则阳无以化"。"阴在内阳之守，阳在外阴之使""阴阳离决，精气乃绝"，在一定时间、一定限度内"阴消阳长""阳消阴长"，阴阳维持相对平衡。明代著名医学家张景岳根据阴阳互根原理提出了阴中求阳、阳中求阴的治疗方法。他说，"善补阳者，必阴中求阳，阳得阴助生化无穷；善补阴者，必阳中求阴，阴得阳升源泉不竭"，强调人生病是身体阴阳失去了平衡、心身失去了平衡。医生只是协助患者保持他自身的内在平衡。

身体如同个人意义的地图，医生要给躯体自我留出一定的空间，既要注意患者身体传递的信息，也要注意他与自己身体的关系，同时还要注意自己身体的感觉，因为它们常常是医生与患者共鸣产生的。对身体状态的感受和觉察是通往内心世界的捷径。

在认识疾病的过程中我们不得不谈疼痛。疼痛在恶性肿瘤中既是一个常见症状也可以作为诊断的依据。

首先，不是所有的恶性肿瘤患者都伴有疼痛，但疼痛却是一个常见伴随症状，除此之外还常伴有内分泌系统、免疫系统、精神和心理功能的变化，严重影响患者的生活质量。不同患者疼痛的部位不一样，疼痛的性质也不一样，疼痛出现的时间也不一样；

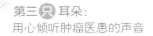
疼痛有可能在某些时候加重，在某些时候减轻，加重、减轻的程度也不一样；痛感也不一样，有的疼痛是麻麻的胀痛，有的是电击一样的疼痛，有的是针刺样的疼痛，有的是酸痛。患者的家庭、社会、文化背景不同，对疼痛的认识也不同。受艾瑞克森学派的影响和启发，我们把这些也叫作疼痛地图。只有充分了解这个地图才能对疼痛有更深的理解，才知道如何看待疼痛。疼痛是复杂的，混合了多种因素，有可能是肿瘤侵犯所致，有可能是抗肿瘤治疗引起，也可能与肿瘤或治疗无关，所以目前有越来越多的学者倾向使用整体疼痛或总疼痛的概念。

其次，疼痛对内分泌系统和免疫系统的影响往往不会立刻感受到，但它对精神和心理功能带来的影响患者却时时刻刻都能感受到。疼痛让患者精神状况差，食欲下降，严重的疼痛让患者情绪低落、精神崩溃，影响与周围人的交流和沟通。痛在患者身上，疼在家属心里，有时家属的精神状态比患者还差。

另外，患者描述的疼痛是主观感受，它是一种不愉快的感受，包括患者的感觉、情绪、认知（想法）和社会（职业身份、经济等）成分的痛苦的体验。按照疼痛对患者夜间睡眠的影响，我们把疼痛分为轻、中、重度。当然最近对疼痛的分类又有了一些新的变化，但为了更好地理解，我们还是沿用这种快捷、方便的方法。影响到患者夜间睡眠的疼痛，就是中度疼痛，需要干预。如果通过干预患者能够保证足够的睡眠时间，夜间也休息得较好，那么这个疼痛就得到了有效控制。严重影响患者睡眠甚至使患者无法入睡的疼痛则是重度的疼痛，医生需要对疼痛进行全方面了解后给予综合治疗。

尽管吗啡是肿瘤患者常用的止痛药，很多患者还是害怕使用。究其原因还是对吗啡有一定的误会，在和平年代我们把吗啡类药物用在医疗上，服务更多需要它的人们。吗啡作为一种麻醉药品，其工艺制作已考虑到成瘾这一点，口服或使用贴剂的缓释制剂成瘾的风险已大大降低。即使对爆发性疼痛使用针剂也有预防吗啡类药物引起的神经敏化的方法。我们现在越来越重视辅助用药，以减少副作用，使吗啡止痛的效果发挥到最佳。

疼痛给患者及家属带来不同程度的心理痛苦，我们只有听懂他们的疾苦故事，才能开始思考如何解除他们的痛苦。疼痛是另一种"语言"，要读懂它，我们需要看到它背后的需求：也许它想表达渴望被关注，也许它想表达恐惧、害怕，也许它想表达不满、愤怒和无助，也许它想表达担忧和还没有来得及完成某件事情的焦虑……总之，它想表达的东西太多太多，需要我们耐心倾听，需要我们一同去探寻。

疼痛总是这么隐晦，用它特殊的方式与我们交流，我们是否真的关注它？它想告诉我们的是什么？我们是否做好了准备？患者、患者的家庭以及我们医护人员是否已做好准备面对？如果患者的疼痛让我们感受到了不安、焦虑、烦躁或不耐烦，它又想表达什么？如果患者的疼痛带给我们的也是无助的感觉，那它又表达了什么？

面对疼痛我们任重道远！

写到这里，我想起了维克多·弗兰克尔（Viktor Frankl）。纳粹时期，作为犹太人，弗兰克尔全家都被关进了奥斯威辛集中营，他的父母、妻子、哥哥死于毒气室中，只有他和妹妹幸存下来。弗兰克尔不但超越了这炼狱般的痛苦，更将自己的经验与学术研究结合，创立了意义疗法，找到绝处再生的意义，成为 20 世纪心理学上的一个奇迹。奥斯威辛的经历是一场噩梦，但这段不堪回首的往事反而强化了弗兰克尔的核心理念。弗兰克尔发现了找寻生命意义的三条途径：工作（做有意义的事）、爱（关爱他人）、拥有克服困难的勇气。苦难本身毫无意义，但我们可以通过自身对苦难的反应赋予其意义。如果你能转换一种体验的态度，也许你会发现经历苦难你收获更多。弗兰克尔指出："在苦难中，只要我们拥有自主选择如何应对处境的自由，我们就不会一无所有。"哈罗德·库希纳（Harold Kushner）也说："一些不可控的力量可能会夺走你很多东西，但它唯一无法剥夺的是你自主选择如何应对不同处境的自由。你无法控制生命中会发生什么，但你可以控制面对这些事情时自己的情绪与行动。""知道为什么而活的人，便能生存。"弗兰克尔很欣赏尼采的这句话。你知道怎么好好地活，就不惧怕死亡的来临。活在当下，过去和未来只会让我们心身分裂，身在此时，心在别处。

面对疾病这场苦难，你将如何做出选择？如果疾病是个问题，那么问题的本身并不是问题，我们如何面对问题、看待问题才是问题。

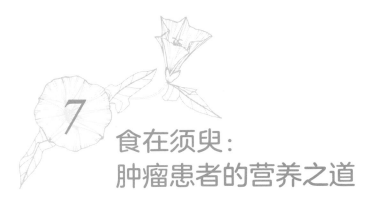

7 食在须臾：
肿瘤患者的营养之道

　　营养是我们不可缺的物质。对于肿瘤患者而言，营养的摄入与补充至关重要。我们一起来探讨肿瘤患者的营养之道，给这些特殊患者献上一些贴心的建议。

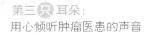
"病人化疗了,不能吃,疲倦乏力,闻都不能闻油味,闻了就吐,吐的都是苦水,怎么办?"一位家属焦急地询问。

"亲戚朋友送了很多营养品,不知道怎么吃?该不该吃?"家属大包小包地拿出来请医生看。

"得了这个病,不能吃鸡、鸭、葱、姜、蒜都不能吃,吃了要发病,香菜也是发物。"患者患肠癌 6 年了,家属陪同门诊随访复查,迫不及待地说。

"生病了就是要好好补一补,我们托人买的虫草,还有国外买的营养品、维生素、蛋白粉,他吃了全吐了,闻都不想闻。"家属抱怨道,一旁的患者愁容满面。

"我就是一直感到疲倦乏力,整天躺在床上,不知道该吃点什么来改善。"

每位肿瘤患者对化疗或是其他抗肿瘤治疗的耐受性是不同的,而不同的治疗方案引起的消化道反应也不一样。所以,肿瘤患者如何吃、怎样吃因时因人而异,应考虑个人基础疾病、固有的饮食习惯等。

1921 年生酮饮食(低糖、高蛋白、高脂)首次应用于癫痫的治疗,现已得到普遍认可。中医认为"食药同源",西医强调营养,在疾病的不同阶段通过不同途径给予营养，有些需要静脉营养（肠外营养），有些需要经胃肠道（口服或鼻饲，肠内营养）补充。

如果肿瘤患者在治疗中出现恶心、呕吐，我们会建议患者清淡饮食、少食多餐。如果连这个也做不到，那么首先保证患者足够量的水分摄入（各类水果汁、菜汤、米汤等，以患者口感舒适为准），保证小便量（小便颜色清亮或淡黄色为宜），保证睡眠充足。家属往往担心患者营养跟不上，劳心费神地做了所谓的滋补食品，却不一定适合患者，甚至可能还会加重患者的胃肠道反应。经过治疗，患者恶心呕吐明显减轻后可以恢复普通饮食，也可考虑适当补补。临床上，医生也会对患者化疗的反应做充分观察和评估，给予相应处理，如补充液体、电解质、维生素等。

疲倦，又称为乏力，是恶性肿瘤患者最常见的症状之一。它是一种持续的、主观的疲劳感觉，与恶性肿瘤或恶性肿瘤治疗有关。疲倦感干扰正常生活，表现为虚弱、活动无耐力、不能集中注意力、动机或兴趣减少等，严重影响患者的社会功能，使患者的生活质量明显下降。疲倦是让人苦恼的症状，也是康复过程中让患者感到最虚弱的症状。

疲倦很少孤立出现，通常和其他症状一起以症候群的方式出现。肿瘤诊断、分期和治疗会引发多种症状，应该对肿瘤患者进行筛查评估。

癌症相关性疲劳与健康人群感受的疲劳有明显不同。癌症相关性疲劳的特点在于起病快、程度重、能量消耗大、持续时间长，不可预知，通常不能短时间内缓解。即使不再接受治疗的恶性肿瘤患者，也可能在停止治疗后的数月甚至数年内持续有这种疲劳感，这类患者的疲劳感发生率在 17%~21%。调查显示，接受化疗的患者有 80%~99% 出现疲劳感，在接受放疗的患者中，出现疲劳感的占 65% 以上，晚期肿瘤患者均有过度疲劳感，占 33%~89%。恶性肿瘤患者体内的蛋白质、糖、脂肪代谢均有很大程度的改变，加之各种原因引起的食欲减退、恶心呕吐使食物摄入量减少，肿瘤的生长引起机体能量消耗过多，这些都使患者的消耗量远远大于摄入量。疲劳感在恶性肿瘤治疗和康复过程中长期存在，大量消耗患者的体力，严重影响患者的营养及功能状态。另外，一些恶性肿瘤还可能分泌一些异常物质加重疲劳感。手术、放化疗、生物治疗、靶向药物治疗、免疫治疗等都会引起不同程度的疲劳感。患者的心理痛苦还会加重疲劳感。

目前癌症相关性疲劳受到越来越多的关注，以下是一些常见的处理措施：进行每日疲劳程度自我监测；保存体力，分散注意力，多运动，听音乐，阅读，参加社会活动等；利用省力工具。心理干预、认知行为治疗、放松干预能影响患者的思维模式，从而促进行为改善。表达支持疗法（如加入支持小组、咨询、日志写作）能够促进情感表达，从他人那里获得支持。可尝试明亮的白光治疗法，采用 10000 lux 的光照度，通常由患者在清晨自我实施，每次照射 30~90 分钟。白天睡觉的患者则需要调整照射时间。目前没有特效药物，药物干预还在研究中，只是针对可能引起疲劳的因素采取相应措施：用促红细胞生成素治疗贫血，用抗抑郁药物治疗抑郁，用镇静催眠药物治疗严重失眠等。甲状腺功能低下者可用甲状腺素替代治疗，也可以试着使用激素类的药物，例如甲地孕酮、强低松、雄性激素等。在排除其他引起疲劳的原因后，可以考虑使用中枢兴奋性药物，如哌甲酯。精神兴奋剂应用于老年患者和恶性肿瘤患者的最佳剂量和时间尚未确定。患者也可以寻求针灸等辅助治疗。

下文为四川大学华西医院营养科王志墙的文章《肿瘤患者的营养你知道多少》，供读者参考。

肿瘤患者的营养你知道多少

王志墙

癌症作为常见病、慢性疾病，除了积极治疗，患者和家属最关心的不外乎就是患者该怎样吃、吃什么，也就是营养问题。尤其是老一辈问得最多的就是，这个能吃吗，那个该吃多少。确实，肿瘤患者的营养状况与抗肿瘤治疗息息相关。

目前，恶性肿瘤患者的营养不良发生率很高，40%~80%的患者都存在营养不良的问题，特别是一些消化道肿瘤患者，体重下降、肌肉减少更是常态。正如大家所关注的，老年肿瘤患者的自主生活能力更差，情况也更糟糕。希望大家能正确认识到，恶性肿瘤就是一种代谢相关性疾病，与健康人的代谢不同，要更加重视饮食问题。

生活中，亲戚朋友们了解最多的就是各式各样的保健品，什么蛋白粉、孢子粉之类的，基本上人手一瓶，加上现在各种令人眼花缭乱的推销广告、虚假宣传，如"强身健体""增强免疫力"等，甚至有"治愈癌症"等欺骗性信息，更印证了"病急乱投医"的古话。殊不知，最普通的食物才是患者最需要的。因此，科学认识肿瘤，用正确的饮食观念改善营养状况，才是当下患者及家属应该重视的。

在我们身边，年轻人患癌的例子并不少见。王阿姨的儿子小李今年刚满30岁，事业小成。等着抱孙子的王阿姨却接到噩耗，小李患上了胃癌，这个消息如晴天霹雳，几乎将小李和家人打垮。回想自己的事业上升，全都是透支自己的身体换来的，经常熬夜加班，饮食毫无规律，越来越多的业务和应酬，最后却换来这样的结果。确诊后仅3个多月，小李瘦了30多斤，骨瘦如柴。几次治疗后，身体已然扛不住，医生通知回家先养养身体。在家中，纵使王阿姨变着花样给小李做饭，小李还是吃不进去，身体慢慢垮掉，反复的呕吐、腹胀、腹泻早已让小李对饭菜毫无胃口。

随着医疗技术的发展，研究者发现饮食模式和饮食习惯与肿瘤的发生是息息相关的。世界卫生组织的统计报告表明，约三分之一的癌症死亡可能与饮食相关。日益增大的数字让越来越多的人关注癌症患者的营养、心理等问题。要想健康就得多吃蔬菜水果，这是深入人心的观念，但是在"恐癌"的环境下，多数人还是想吃而不敢吃。不过要想预防癌症、减少患癌风险，最重要的还是要做到不吸烟、不喝酒、膳食合理均衡，尽量避免接触致癌物。下面给肿瘤患者提出几条普遍适用的建议。

第一，合理饮食，每天的饮食中应包含植物性的食物，例如蔬菜、水果、全谷物、豆类等。

第二，合理控制体重，体重过轻会导致患者抵御疾病的能力降低，体重过重也会引起其他一些问题。但是处于肿瘤治疗阶段的患者不建议减重，此时减重带来的危害更大。

第三，如果患者活动能力尚可，建议每天做适量的轻度运动，如快走等，达到微微出汗的程度即可，部分肌肉量减少的病人还可以适当增加抗阻力运动。

第四，在保证主食及优质蛋白摄入足够的情况下，每天应多吃蔬菜、水果，保证 400g~800g，各种绿叶蔬菜、柑橘类水果都可选择。在条件允许的情况下，每天摄入 5 种以上果蔬，常年坚持，会有预防癌症的作用，足量的果蔬可缓解大部分癌症患者的便秘问题。

第五，深加工的食物吃得越少越好，精制糖类更应少吃。

第六，不推荐吸烟、饮酒。

第七，每天的红肉（猪、牛、羊肉）不超过 90g，多数癌症患者由于营养不良，蛋白质需求高，可多吃鱼和家禽来满足需求。

第八，少吃高脂食物，适当摄入动物性脂肪，考虑到癌症患者代谢的特点，可酌情增加脂肪摄入，选择适当的植物油来提高能量摄入。

第九，避免食用烧焦的食物。

大多数患者在平常生活中应尽量按照以上饮食原则进食，保证摄入足够的能量和优质蛋白质。

化疗患者避免在化疗完2小时内进食，恢复进食时应选择少食多餐的方式。千万不要强迫自己进食，这反而会造成更严重的呕吐；食物的选择上，开始可选择清淡饮食，如米汤等，避免味道大的、油炸油煎食物，温和且无刺激性的食物最好；一些极热、极凉的食物也可能引起呕吐；若出现腹痛腹泻，可以食用一些补充钠、钾的食物，如香蕉、苹果等，此时不建议进食豆类等易导致胀气的食物。对于饮水都呕吐的患者，建议采取输注营养液的方式补充营养。

患者放疗期间常出现骨髓抑制的情况。若出现明显的白细胞降低，还应遵医嘱使用相应药物。患者们追捧的"五红汤"补血效果不太明显，适当多吃猪牛肉、动物肝脏等，补血效果可能更好。在做放疗前至少1小时应进食，避免空腹去做放疗，除非另有医嘱；放疗期间确保饮用足量的水，除非医生要求限制液体摄入；每日膳食尽量做到少量多餐；一些头颈部肿瘤的患者出现吞咽困难等情况，可选择进食流质或半流质食物，避免过冷、过热或辛辣刺激的食物。

也有患者始终进食困难或食欲差，进食量处于一个很低的水平，营养不良，于是家属去买营养制剂，以蛋白粉居多。当进食不能满足患者需要时，通过制剂来补充营养是很有必要的。大家蜂拥而至去购买蛋白粉，但可能并不清楚蛋白粉的作用。蛋白粉，顾名思义，就是富含蛋白质的粉剂，主要用于蛋白质摄入不足或消耗增加的患者，如手术后、肿瘤放化疗的患者。蛋、奶以及瘦肉摄入足够的患者是不需要通过服用蛋白粉补充蛋白质的，并且蛋白质并非补得越多越好，摄入过多蛋白质会加重肾脏负担，因此是否需要补充，还应由专业的医生或营养师来判断。

那么蛋白粉该怎么选？蛋白粉按来源可分为植物蛋白粉（大豆蛋白粉）和动物蛋白粉（乳清蛋白粉）。目前市面上的蛋白粉种类繁多，以大豆蛋白也就是植物蛋白为主。相较于大豆蛋白，乳清蛋白更适合肿瘤患者，它从牛奶中提取，富含人体需要的所有氨基酸，具有纯度高、氨基酸配比恰当、易被人体消化吸收等优点，在维持和提高机体免疫力等方面发挥重要作用。所以大家在选购时可优先选择以乳清蛋白为主要原料的蛋白粉，并且每100g蛋白粉中蛋白质含量达到 70%~80% 及以上才算得上优质蛋白粉。

说到补充营养，许多人认为喝汤是首选，经过长时间熬制，营养应该全都溶解在汤里。但事实上，不管是什么汤，能够溶解到汤里的蛋白质都很少，汤的营养远不及汤里的肉。不过由于炖汤会添加水，经过反复熬制，肉里面的部分游离氨基酸、脂肪酸、嘌呤会进入汤中，大家就会觉得汤美味。所以，对于肿瘤患者来说，适当喝汤增加食欲是可以的，但重要的还是要多吃汤里的肉。重油重盐的汤不建议食用。

还有一个患者关注的问题是"发物"。中医所讲的"发物"指的是含有异性蛋白质的某些食物，它们会成为过敏原，引起一些变态反应性疾病复发，也指一些刺激性较强的食物，如酒、葱、姜、蒜等，它们容易使炎症加重，还指含有某些激素的食物，它们会让人体内某些机能亢进或代谢紊乱。而平时大家说的一些"发物"，如鸡蛋、牛肉等，都是优质蛋白的来源，且目前没有任何证据吃这些所谓的"发物"会引起肿瘤的复发或增长。

总体来看，肿瘤患者的饮食选择面还是很广的。不敢吃喝只会让病情更加恶化。因此，正确认识疾病，保证治疗阶段的营养供给，才有助于最终战胜肿瘤。

8 认识四川大学华西医院互联网医院

　　随着科技不断进步，医疗领域也迎来了前所未有的变革。四川大学华西医院互联网医院作为这一变革的先行者，致力打破传统医疗服务的时空限制，为患者提供更为便捷、高效的医疗服务。在这里，我们将带您深入了解四川大学华西医院互联网医院，探索其独特的服务模式和前沿的医疗技术，为您的健康保驾护航。

2015 年我国首次出现"互联网医院"这一概念，2018 年国务院办公厅印发《关于促进"互联网 + 医疗健康"发展的意见》（国办发〔2018〕26 号）文件，积极推进"互联网 + 医疗健康"事业发展。2018 年，国家卫生健康委员会和国家中医药管理局联合发布了《互联网诊疗管理办法（试行）》、《互联网医院管理办法及标准（试行）》和《远程医疗服务管理规范》（国卫医发〔2018〕25 号）三个文件，从国家层面规范了互联网诊疗活动和互联网医院管理，推动互联网医疗服务、互联网医院持续健康发展。在鼓励创新、包容审慎的政策引导下，互联网医院呈井喷式发展，截至 2022 年 6 月，我国互联网医院达 1700 余家。2022 年，国家卫生健康委员会和国家中医药管理局联合发布了《互联网诊疗监管细则（试行）》，进一步规范互联网诊疗活动，加强互联网诊疗监管体系建设，防范、化解互联网诊疗安全风险，为互联网医疗服务安全和质量保驾护航。

作为实体医院的延伸，通过创新线上服务模式，互联网医院在满足人民群众就医需求、改善医疗服务等方面发挥了重要作用，使线下实体医疗变得更方便、更高效、更快捷，提升了老百姓就医的便利性，扩大了优质医疗资源的辐射面积，是实现医疗资源开放共享的重要途径，也是我国深化医药卫生体制改革的重要战略部署。

（1）四川大学华西互联网医院的由来。

四川大学华西医院在国家政策出台的早期就已经意识到"互

联网 +"医疗业务的发展前景，并于 2017 年尝试开展网络门诊，2018 年将互联网医院建设项目作为医院的重点项目稳步推进。经过一系列的探索，2019 年 10 月 10 日，四川大学华西医院获得了互联网医院的执业牌照，"四川大学华西医院互联网医院"（简称"华西互联网医院"）正式成立。

华西互联网医院是"线上华西医院""移动端的华西医院"，是华西医院唯一官方认证线上诊疗服务平台，由华西医院注册医务人员上线开展咨询、诊疗服务。目前华西互联网医院线上诊疗服务由四川大学华西医院微信公众号和华医通 APP 承载。华西互联网医院通过不断探索，积极推进 5G、人工智能、大数据、云计算、物联网等新兴信息技术与医疗服务深度融合，切实围绕患者多维度、全流程、全场景的诊疗需要，构建了一个线上线下一体化，覆盖诊前、诊中、诊后的医疗服务模式。

（2）四川大学华西互联网医院的功能。

华西互联网医院聚合了线下门诊、线下住院各项智慧化服务，还为患者提供多元化线上诊疗服务。患者可关注"四川大学华西医院"微信公众号，选择"诊疗服务"（见图 8-1）；或下载"华医通"APP（大众端），选择"四川大学华西医院"，即可进入华西互联网医院（见图 8-2）。

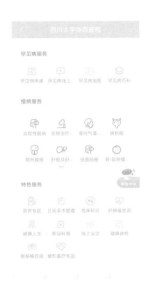
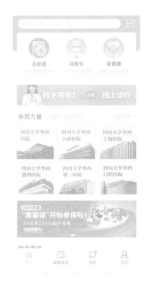

图 8-1　四川大学华西医院微信公众号　　图 8-2　华医通 APP（大众端）

　　（3）华西互联网医院科室及医生宣传。

　　华西互联网医院打造科室、专病、医务人员多维度的宣传服务板块，患者可根据自身需要访问，了解科室、专病、医务人员详情。目前已上线科室、医务人员主页，专病主页正在规划上线中。

·科室主页

华西互联网医院的科室主页主要展示科室风采、临床试验、健康科普等内容，并介绍了科室线上线下业务、科室医务人员等。患者进入华西互联网医院主页，在"找科室"板块点击相应科室，即可进入科室主页。

·医务人员主页

华西互联网医院为每位提供诊疗服务的医务人员打造了个人主页，除了展示医务人员姓名、照片、职称、科室、简介、擅长领域等基础信息，还展示该医务人员线上线下服务内容、患者诊疗评价等。部分医务人员还会发布公告，列出看病问诊的注意事项。患者进入"科室主页"后，点击医生名片即可进入医务人员主页。患者可点击关注快速获取医务人员动态，还可点击"表扬信"悬浮小按钮为医务人员点赞。

（4）智慧就医服务。

华西互联网医院为患者提供覆盖线下门诊诊前、诊中、诊后全流程的智慧就医服务。

①诊前服务。

·注册建卡

注册就诊卡是患者在医疗机构就医的前提，就诊卡号则是患者在医疗机构中的身份代码。因此，每一位看病就医患者均需注册建卡。患者进入华西互联网医院后，点击"个人中心"，在常用工具板块中选择"就诊卡"，即可开始注册。

·预约挂号

目前华西医院实行实名制预约挂号方式，提供网上预约、自助机预约、114电话预约、诊间预约等多种形式的预约挂号服务。华西互联网医院提供网上预约渠道，患者可在华西互联网医院平台；进入"门诊挂号"，点击"预约挂号"，选择所需问诊科室及医生按流程预约。

·智能导诊

为解决患者知症不知病、知病不知科所导致的挂错科问题，华西互联网医院上线智能导诊服务，为患者提供就诊科室参考。患者进入华西互联网医院，点击"智能导诊"悬浮机器人即可操作体验。

·智能客服

华西互联网医院围绕患者看病就诊过程中的挂号、就诊地址、就诊时间、费用等常见问题为患者快速解答。在华西互联网医院平台"便民服务"板块点击"智能客服"，采用语音、文字等形式提问，解决看诊就医问题。

②诊中服务。

·候诊查询

在医院就诊看病过程中，患者看病、检查、取药时往往需排队，长时间、反复、不可预估的等待常使患者产生焦虑、烦躁等负面情绪。为解决患者无序等待问题，方便于患者合理分配个人时间，华西互联网医院上线候诊查询功能。患者可进入华西互联网医院主页，在"门诊服务"板块，选择"候诊查询"，实时了解排队进度。

·门诊急诊缴费

为减少患者缴费排队时间，华西医院提供网上缴费、自助机缴费、现场缴费等多种形式的缴费服务，同时华西互联网医院提供在线门诊急诊缴费服务。患者进入华西互联网医院主页，在"门诊服务"板块选择"门诊急诊缴费"即可在线支付诊疗费用。

·导诊信息查询

医务人员为患者开具检验检查、药品等医嘱，患者完成缴费后常需前往指定地点接受后续诊疗，但医院院区多、检验检查科室分散，患者在就诊中常感到迷茫。为解决上述问题，华西互联网医院上线导诊信息查询功能，实时精准引导患者就医。患者进入华西互联网医院主页，在"门诊服务"板块点击"导诊单"即可实时查询下一步诊疗内容、地点等信息。

·检查预约

医务人员为患者线上或线下开具检验检查医嘱，部分检验检查需要预约。华西医院目前提供网上预约、自助机预约、窗口预约等多种形式的检查预约服务。为让患者少跑路，避免多项检查时间段重叠、不同注意事项造成医学冲突等问题，华西互联网医院上线检查预约功能，充分利用大数据、人工智能等技术，为患者提供"时间最早""跑路最少""自选预约"三种预约方式。患者进入华西互联网医院主页，在"门诊服务"板块点击"检查

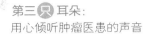

预约"即可预约检查。目前网上可预约项目均带有"可预约"小标签，无相关标签的检验检查项目，请自行前往线下窗口进行预约。

· **报告查询**

华西互联网医院与医院医技系统打通，可实时查询患者大部分检验检查报告，解决患者查取报告往返跑、实时调阅查看困难等问题。患者进入华西互联网医院主页，在"门诊服务"板块点击"报告查询"即可查看检验检查报告。

· **院内导航**

华西医院提供院内导航服务，患者就医过程中可根据自身就医需要导航前往。患者进入华西互联网医院主页，在"便民服务"板块点击"院内导航"即可查看导航。

· **停车缴费**

华西医院提供在线停车缴费服务，患者进入华西互联网医院主页，在"便民服务"板块点击"停车缴费"即可完成停车缴费。

③诊后服务。

· **电子发票查询及获取**

华西互联网医院已上线电子票据查询、下载功能，患者若有报账需要，可进入华西互联网医院主页，在"便民服务"板块点击"电子发票"，按提示操作即可。

· **电子病历查询**

华西互联网医院已上线电子病历查询功能，患者若有查看需要，可进入华西互联网医院主页，在"个人中心"的"更多工具"板块点击"电子病历"，按提示操作即可。

·门诊药学服务

在华西医院线上或线下门诊开具药物处方后，患者可在线获取药品用法用量及注意事项信息。患者进入华西互联网医院主页，在"门诊服务"的"门诊药学服务"板块点击"用药交代与指导单"，选择所需查看处方即可。

·药品配送

目前华西医院为部分药品提供配送到家服务。患者在华西医院线上门诊开具药物处方后，可进入华西互联网医院主页，在"个人中心"的"我的订单"板块点击"处方订单"，选择配送方式并完成支付后，按流程操作即可。

·满意度调查

华西医院提供在线满意度调查。患者在华西医院完成线上门诊、线下门诊、急诊、住院等程序后，可进入华西互联网医院主页，在"便民服务"版块点击"满意度调查"，按提示操作即可。

·申诉与反馈

患者在华西医院线上门诊、线下门诊、检验检查、急诊、住院等场景中有任何需要实时反馈处理的问题，可进入华西互联网医院主页，在"便民服务"板块点击"申诉与反馈"，按提示操作即可。

· 帮助中心

关于华西医院线上、线下就诊过程中的相关问题，患者可进入华西互联网医院主页，在"便民服务"板块点击"帮助中心"，按需选择操作即可。

（5）线上诊疗服务。

华西互联网医院除了提供上述智慧就医服务，还为常见病、慢性病复诊患者提供多元化的线上诊疗服务，包含但不限于碎片时间线上门诊、线上排班约诊、线上多学科会诊、线上门特专区、线上营养专区、线上用药咨询、线上护理咨询、线上义诊、线上自助开单、线上随访门诊等。用药咨询、护理咨询等咨询类门诊，主要由在华西互联网医院注册的医务人员为患者提供相关问题专业解答。而其他类型线上诊疗业务，医务人员将在指定时间内确认是否接诊，接诊后在指定时间内与患者完成在线实时沟通。医生可根据患者的病情需要提供诊断建议、开具检验检查医嘱、开药品处方、开入院证等。

①碎片时间线上门诊。

碎片时间线上门诊是医务人员利用休息时间为患者提供的医疗服务，适用于时间不急迫的常见病、慢性病复诊患者。患者进入华西互联网医院主页，点击"线上门诊"，阅读并确认"华西互联网医院线上门诊须知"，选择问诊科室及医务人员后，点击线上门诊申请，如实填写病情资料，完成支付后等待医务人员接诊。

②线上排班约诊。

线上排班约诊是参照线下门诊形式，医务人员在固定工作时间段内线上看诊，医患在约定时间内在线沟通的诊疗模式，适用于时间较紧急的常见病、慢性病复诊患者。患者进入华西互联网医院主页，在"门诊服务"板块选择"排班约诊"，阅读并确认"华西互联网医院排班约诊须知"，选择问诊科室及医务人员后，点击排班约诊申请，如实填写病情资料，完成支付后等待医务人员接诊。

③线上多学科会诊。

线上多学科会诊是一种以患者为中心、多学科专家共诊、为患者提供权威病情解答及最优治疗方案的新型诊疗模式，适用于病情相对复杂、诊治存在疑难的复诊患者。患者进入华西互联网医院主页，在"门诊服务"板块选择"多学科会诊"，选择线上多学科团队后，查看所需问诊团队信息，点击申请，如实填写病情资料，完成支付后等待接诊。

④线上门特专区。

线上门特专区是主要服务于在华西医院定点治疗的四川省本级/成都市医保门诊特殊疾病（仅限常见病、慢性病复诊）需要在线续方、开检验检查的患者。医生利用本人休息时间为患者提供诊疗服务。患者进入华西互联网医院主页，点击"门特专区"，阅读并确认"门特专区线上门诊须知"，选择问诊科室及医生后，点击申请，如实填写病情资料，完成支付后等待接诊。

⑤线上营养专区。

线上营养专区主要服务于因肿瘤、插鼻饲管、营养不良等需要肠内营养治疗的复诊患者。患者进入华西互联网医院主页，在"特色服务"板块选择"营养专区"，阅读告知内容，选择问诊医务人员后，阅读并确认"线上营养专区须知"，选择问诊医务人员后，点击线上门诊申请，如实填写病情资料，完成支付后等待医务人员接诊。

⑥线上用药咨询。

线上用药咨询主要为华西医院复诊用药患者提供正确引导，实现合理、高效用药，有效解决患者用药不知药、用药不懂配伍等问题。患者进入华西互联网医院主页，在"门诊服务"板块选择"用药咨询"，阅读并确认"华西互联网医院线上用药咨询须知"，选择问诊药师后，点击用药咨询申请，如实填写病情资料，完成支付后等待药师接诊。

⑦线上护理咨询。

线上护理咨询主要为有外伤、PICC 置管、血液透析等患者提供专业的护理指导、护理咨询等服务，提升患者及家属的自我照护能力。患者进入华西互联网医院主页，在"门诊服务"板块选择"护理咨询"，阅读并确认"华西互联网医院线上护理咨询须知"，选择问诊护士后，点击护理咨询申请，如实填写病情资料，完成支付后等待护士接诊。

⑧线上义诊。

线上义诊主要是由医院、科室、部门或专病发起，在疾病诊治活动日为相关疾病患者提供免费的线上咨询、诊疗服务。在义诊活动日，患者进入华西互联网医院主页，在"特色服务"板块选择"线上义诊"，阅读并确认"华西互联网医院线上义诊须知"，选择问诊医务人员后，点击线上门诊申请，如实填写病情资料，完成支付后等待医务人员接诊。

⑨线上自助开单。

线上自助开单主要为有既往就诊经历、明确知晓检验检查项目的患者提供部分检验检查自助开单服务。患者有需要时，进入华西互联网医院主页，在"门诊服务"板块，点击"自助开单"，阅读并确认"线上自助开单须知"，申请所需检验检查项目，按流程操作即可。

⑩线上随访门诊。

线上随访业务主要服务在华西医院门诊或住院诊疗后有检验检查报告解读、复诊开药、随访需求的患者。医务人员可根据患者病情，预约患者指定日期的线上门诊号源，患者完成支付后，即可在指定日期与医务人员实时沟通，完成诊疗。

⑪线上慢病连续性管理。

线上慢病连续性管理是根据不同病种的治疗及康复方式，制定慢病的连续性健康管理服务方案，实现慢病患者线上签约管理及健康宣教等。医务人员将在诊疗周期内为患者提供健康管理服务相关服务。患者可登录华西互联网医院主页，在"慢病服务"板块选择对应慢病连续性管理服务包了解详情。

（6）线上住院服务。

华西互联网医院上线住院服务板块，为华西医院待入院、住院、出院患者提供便捷、智慧服务。

①住院指南。

华西医院对患者住院过程中的常见问题进行梳理，针对住院办理、住院缴费、出院结算等常见问题进行解答。患者可进入华西互联网医院主页，在"住院服务"板块点击"住院指南"，即可获得快捷回复。

②入院办理。

华西医生为患者开具入院证后，患者可在华西互联网医院平台自助办理入院登记。

患者可进入华西互联网医院主页，在"住院服务"板块点击"入院办理"，按流程操作即可。

③住院预缴金。

患者若有缴纳住院预缴金的需求，可进入华西互联网医院主页，在"住院服务"板块点击"住院预缴金"，按流程操作即可。

④营养点餐。

患者在住院期间有点餐需要，可进入华西互联网医院主页，在"住院服务"板块点击"营养点餐"，按流程操作即可。

⑤手术查询。

患者住院期间手术已排程者，可进入华西互联网医院主页，在"住院服务"板块点击"手术查询"，按流程操作即可。

⑥病案复印。

患者出院后若因报账、病案存档等原因有病案复印需要时，可进入华西互联网医院主页，在"住院服务"板块点击"病案复印"，按流程操作即可。

（7）缓和医疗专区。

缓和医疗专区（见图 8–3）为是慢性、不可逆性、晚期或终末期疾病的患者及其家庭提供一系列的整体医疗服务。缓和医疗是一种多学科联合的医疗模式，强调了面对疾病时的"全人、全程、全队、全家、全社区"的"五全"照护，同时又融入了"道爱、道谢、道歉、道谅、道别"的"五道"医学人文关怀，通过多种途径帮助患者和他们的家庭最大限度获取改善生活质量的医疗护理和照顾，并在治疗无效或对患者来说不适宜继续进行治疗时，为他们提供各种舒缓的治疗方式。

缓和医疗旨在改善患者及其家人的生活质量，强调多学科合作的整合式医疗服务。相比于频繁的住院治疗、高强度的医疗干预，缓和医疗服务更注重患者的生活质量。

缓和医疗是现代医学中的一个重要研究领域，也是我国医疗服务中不可或缺的一部分。

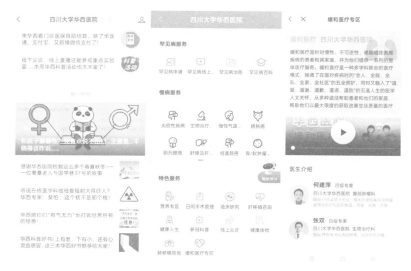

图 8-3　缓和医疗专区入口

华西互联网医院通过信息技术打破线上线下诊疗壁垒，为患者提供全流程一体化诊疗服务，这是华西互联网医院建设运行的出发点和落脚点。华西互联网医院一直致力为患者提供"线两端"的便捷和保障，更多门诊、住院便民惠民措施及多元化诊疗服务持续更新上线。在国家政策指引下，华西互联网医院将不断创新，一如既往为人民健康保驾护航！

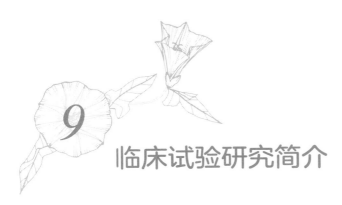

9 临床试验研究简介

临床试验研究是推动医学进步的关键一环，它采用科学的方法，对疾病的发生、发展、预防、治疗各个方面进行深入研究，为患者提供更为精准、有效的治疗方案。本章将为您简要介绍临床试验研究，带您走进这个充满挑战和机遇的领域。

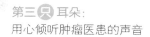
"我儿子才 35 岁，为给他治病我们钱快花完了，还四处借了钱。听说你们这里有临床研究，我们想来试一试，这是我儿子的所有资料。他走路困难，我给他拍了视频，您看看呢。"一位母亲着急又满怀期望地说。

她儿子患有肾上腺皮质癌，术后行米托坦、舒尼替尼治疗无效，皮下广泛转移，有严重贫血，不符合参加临床研究的条件，这位母亲非常失望。

"我爱人诊断乙状结肠癌，有肠梗阻，做了改道手术，术后已做了化疗加靶向药物治疗无效，换了方案效果也不好。腹腔包块还在长，我们可以参加临床研究吗？"

一位丈夫带 58 岁的妻子来咨询，经评估她能初步入组参加相关的临床研究。

"上周四我所有的检查报告都拿齐了，今天来门诊想看看能不能加入你们的临床研究。"

这是一位从广汉来的 57 岁男性患者，刚诊断胃癌尚无法手术，对临床研究抱有非常大的希望。

"我父亲被诊断为肝癌，无法手术，我们县上医院建议我们来华西，看能不能参加你们免疫加靶向药物的临床研究。我们家人对参加临床研究有很多顾虑，希望我父亲能用现在最好的方法治疗，不知道临床研究的药物效果怎样。副作用大吗？我们不参加临床研究还有其他方法吗？参加和不参加对我们有什么影响？现在不参加以后参加行吗？"

他们对参加临床研究有很多担忧。

有位 70 岁的男性患者，被诊断为骨肉瘤，术后复发，放化疗后病情进展。儿子带他来想加入临床研究。他们可以参加一个靶向药物治疗的临床研究，也可以入组一个免疫治疗的临床研究。患者和家人商量后决定加入靶向药物治疗的临床研究，这个研究不需要住院，只需要带药回家服用，按临床要求返院检查，这对他们更加方便。

现在有很多临床研究，有些患者在初诊时或多线治疗后医生会推荐他们参加某些临床研究，有些患者和家属对参加临床研究感到非常困惑甚至有些担忧，这里我们谈谈临床研究。

临床研究一般分为试验性研究和观察性研究。临床上的试验性研究简称临床试验，医生对参加者给予某种药物或者采取某种治疗方式治疗后，密切观察它们的疗效和不良反应，了解其效果和安全性。观察性研究不对参加者给予某种特定的处理，而是对参加者进行调查了解，以分析各种处理的疗效。

由于临床上影响疗效的因素多且复杂，因而临床试验有非常

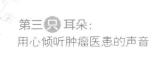
严格的设计，以控制对比组之间的差异，避免各种偏差性及混杂因素，以得到可靠的结论。

临床的观察性研究，由于很难对众多因素加以控制，除了在设计时要非常认真，往往还需要在分析时应用复杂的统计学方法，对各种可能存在的偏差性和混杂因素进行处理。

如果能够很好地对临床试验进行设计实施和分析，就可以得到相当可靠的结论，而观察性的研究，由于很难避免各种偏差性和混杂因素，要得到可靠的结论就比较困难。

对每一种创新性药物和治疗方法，每个国家的药物监管部门有不同的要求。中国国家食品和药品监督管理局要求通过三期临床试验才能批准上市。那么我们就需要了解临床试验的分期及每期的主要目的，知道自己将参加哪个阶段的临床试验。

临床试验一般分为 4 期。1 期临床试验是首次应用于人体的试验，是初步的临床药理学及人体安全性评价试验，目的在于观察人体对药物的耐受程度和药物的动力学，为制定给药方案提供依据。

2 期临床试验主要目的是对治疗作用进行初步评价，观察对目标适应证的治疗作用和安全性，同时也包括为 3 期临床试验设计和给药剂量的确定提供依据。

3 期临床试验是治疗作用的确证阶段，是进一步验证药物对目标适应证病人的治疗作用和安全性，评价利益与风险关系，最终为药物注册申请获得批准提供充分的依据。

　　4期临床试验是应药品监管部门要求而进行的一些研究，目的是考察在广泛使用条件下药物的疗效和不良反应，评价在不同的或特殊人群中使用时的利益与风险关系，改进药物的剂量或给药方式等。

　　在这里我们主要谈谈临床试验。参加临床试验的条件如下：首先要有充分的临床科学依据，其次要有独立伦理委员会[1]的审批同意。其目的是最大化保护患者的权利，其中之一的知情同意书就是明确告知参加临床试验是自愿行为（患者不知情或家属要求隐瞒患者病情都是不可以的），同时告知临床试验的目的、试验的过程及期限（往往是出现不能耐受的副作用或无效时停止）、检查操作、预期可能的收益或者风险，包括在与试验相关的治疗过程中有一些相应的补偿（比如一定的交通补贴，一些检查如CT、查血、实验药物等免费），以及告知参与者可能被分到不同的组别。而且在试验的任何阶段均可以退出，参加者的所有资料都是保密的，只有经有关部门批准才可以查看。

　　临床试验的设计是科学严谨的，遵循世界医学会制定的《赫尔辛基宣言》原则。参加者必须符合临床试验要求，且自愿参加

　　　1　独立伦理委员会是目前各个从事临床试验的医院为确保临床试验中参加者的权益而成立的机构，它是独立的，是由医药相关专业人员、非医药专业人员、法律专家以及来自其他单位的人员至少5名不同的性别的人组成的，而且不受任何参与试验者的影响。

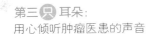
（本人需要签署知情同意书）。负责临床试验的研究者明确告知
且参加者也明确知道自己会被分组，明确知道使用的药物及检查
的步骤、流程，包括定期检查的项目，本人需要做观察日记，知
道怎样与临床研究协调员保持联系等。在绝大多数的临床试验中，
试验药物、检查（CT、MRI、心电图、B超、血常规、生化等）
是免费的，也会给予一定的交通补贴，可以大大减轻患者的经济
负担。

　　也有一些患者或家属对临床试验抱有不切实际的希望，我们
建议在决定参加前与研究者进行充分沟通，就顾虑、担忧、希望
与研究者充分交流后再决定。

10
不容忽视的社区力量

　　有些肿瘤患者伴有高血压、糖尿病，在抗肿瘤治疗期间如血压、血糖波动，需要监测甚至调整药量或药物，有些肿瘤患者可能需要带化疗药回家口服出现腹泻、手足脱皮等副作用。除积极在三级医院处理外，患者还可以就近在社区就诊。

"孩子不在身边，来一趟华西不容易，我在社区卫生中心查血可以吗？"一位 72 岁大爷化疗后需要定期复查血常规、肝肾功能。

"我能不能在社区卫生中心打升白细胞针？"

"我化疗反应严重，吃不下东西，可以在社区卫生中心输点液吗？"

"现在社区卫生服务中心很多检查都可以做，我患病都 18 年了，可以在社区检查不？"

现在很多三级医院都与社区卫生中心有合作，甚至三级医院会派医生进驻社区，方便病人就诊。在三级医院实行"大门诊小病房"模式后，社区卫生中心越来越重要。很多患者和家属会选择就近的社区卫生中心协助治疗。

社区是由若干个社会群体或社会组织聚集在某一个区域里形成的生活上相互关联的大集体，是宏观社会的缩影，是我们生活中不可缺少的综合的群众基础机构。我国有农村型社区和城市型社区，无论我们居住在城市还是农村，我们每一个家庭、每一个人都有所属的社区。社区已逐渐成为国家治理体系中的基本单元。

从发达国家慢性病防治的实践和经验看，以社区人群为基础的慢性病综合防治是非常有效的，社区为民众提供了一个积极、自愿参与公共社会生活的场所。而参与社区事务，可以有效提升居民对社区的归属感和认同感。社区组织作为政府与群众之间的沟通媒介，可以更好地反映和解决居民的现实问题。另外，社区组织中的许多工作都由社区的居民完成。他们可以更好地处理社区内出现的问题，组织居民开展文娱、医疗健康活动，积极增进居民之间的交往，配合政府开展各种群众性的活动，推动社区发展。

为适应医学模式的转变、应对人口老龄化，从事社区卫生服务的全科医生遵循生物—心理—社会医学模式，以社区为服务范畴，以家庭为服务单位，为社区人群提供服务。社区卫生服务重视预防保健工作，通过健康宣讲和健康普查可以有效地预防与控制慢性非传染性疾病的发生。对恶性肿瘤也可以做到"三级预防"，病因预防，早发现、早诊断、早治疗，既病防变，实行双向转诊，不仅可以降低病人的住院费用，控制医疗费用的上涨，还可以减轻个人、家庭、国家的医疗负担。社区内人群在获得医院的基本医疗服务的同时，还能享受上门服务，以及家庭医生、健康咨询、个人健康顾问等医疗保健服务。社区卫生服务有利于改善医患关系、提高医疗质量，并对恶性肿瘤患者及其家属进行早期识别或心理干预，给他们提供良好的社会支持，对患者的治疗和康复都有积极的作用。在社区医疗卫生中心的带领下，全社区总动员，人人参与恶性肿瘤的防控，对帮助肿瘤患者康复并回归社会有很大的助益。

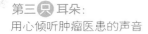
目前社区卫生中心大力开展社区卫生服务，重视预防保健、心理咨询。通过图 10–1 我们能很清晰地看到作为个体的人与家庭、社区的关系：个体生活在家庭、社区，甚至更广阔的社会中，家庭是组成社会的基本元素，家庭是整个系统运作良好的基础，社区由若干家庭组成。因此，在慢病管理中，在社区这个相对较小的系统里顺藤摸瓜，找到问题，将为更大的系统良好运作提供保障，社区的基础力量不容小觑。

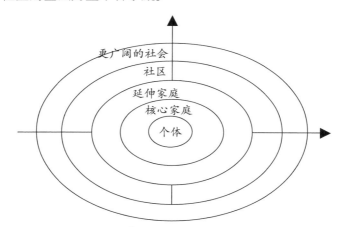

横向压力：1. 发展与成长，生命周期转换；2. 外在的因素：战争、疾病、自然灾害等纵向压力（系统层面由外到内）：家庭行为模式、家庭规则、禁忌等。

图 10–1　横向和纵向压力源

图片来源：王成彪、林红编《家庭心理学》，北京：开明出版社，2012，第 82 页。

图 10–1 形象地展示了最终个人与家庭、个人与社会的关系。我们希望患者最终回归家庭、回归社会，成为适应社会的社会人。

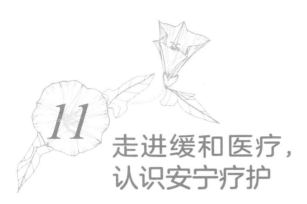

11 走进缓和医疗，
认识安宁疗护

面对死亡就如同面对生命，二者互相裨益。

我们必须关心生命的质量，一如我们关心生命的长度。

你重要，因为你是你；你重要，即使在生命的最后一刻。

——西西里·桑德斯

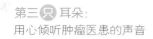

"爷爷现在诊断胆囊癌腹腔广泛转移，还有不全性肠梗阻，疼得整晚都无法入睡，我们非常痛苦，不知道该怎么办。他88岁了，无法承受抗肿瘤治疗，我们不知道该如何是好。"

一位孙女来为爷爷咨询，爷爷把她带大，她和爷爷关系很好，面对爷爷的痛苦她束手无策，在诊室里哭了起来。

"我们知道她的情况不好，能不能让她的痛苦减轻些？我们无法面对她的疼痛，吃什么吐什么，人都瘦得皮包骨了，太不忍心了，有什么办法吗？"

这是一位晚期宫颈癌患者家属的痛苦求助。

"我肚子胀得要爆了，只能躺在床上，躺久了背痛，翻身都困难，坐起来肚子胀，双手必须撑着床沿，一会儿就受不了，又必须躺下，坐也不是躺也不是，我只想症状减轻一点，让我好受一些。"

这是肝癌伴大量腹水的患者的愿望。

"以前我们希望能得到更好的治疗，现在只要他不痛就可以，任何缓解疼痛的办法只要有效我们都愿意尝试，他太痛苦了，我们无能为力。"

这是一位胰腺癌晚期患者家属的诉求。

"我想回家，家人都尊重我的想法，我们准备办理出院回家。家里有父母、兄弟姐妹、朋友、孩子陪伴我，我想这是我最想要的，谢谢你们。"

这是一位女性晚期胃癌患者的请求。

从疾病的诊断到生命的最后阶段，我们渴望的不再是冰冷的医疗设备和繁复的治疗程序，而是温暖的陪伴和内心的安宁。走进缓和医疗，让我们一同认识安宁疗护——一种以人为本，关注患者及其家人生活质量的新型医疗模式。世界卫生组织对缓和医疗的定义为：缓和医疗是一种提供给患有危及生命疾病的病人和家庭的，旨在提高他们的生活质量及面对危机能力的系统方法。

说到缓和医疗，我们先来了解一下真正推动和发展现代安宁疗护的英国人西西里·桑德斯，她的思想和行为感染了"美国临终关怀运动之母"佛罗伦斯·华特（Florence Wald）。华特对美国的安宁缓和医疗发展起到了决定性作用。

西西里·桑德斯 1918 年 1 月 22 日出生在英国的一个小康之家。第二次世界大战爆发后，她于 1940 年成为护士，1947 年成为社工人员，1951 年就读医学院，1958 年（40 岁）成为医生。

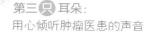
1967 年她在英国伦敦近郊的锡典罕（Sydeaham）成立了第一家现代临终关怀的、集医教研于一体的全英最大的关怀院——圣克里斯托弗护理院，并提出了全面护理法（holistic approach，也叫holistic health）。这一医疗理念提倡在治疗中综合考虑个体的需求、心理状态、生理和社交状态，并提倡进行缓和疗法（palliative care，也译为纾缓治疗、姑息治疗），在病情最后阶段放弃任何治疗，而不是徒劳地用维持生命的设备拯救已准备离去的生命。它肯定生命的价值，故拒绝延长或加速病患的死亡，目的在于改善濒死者的生活质量，使之获得"宁静和安详的死亡"。"整体疼痛"这一概念也是西西里·桑德斯提出的。她认为，病人在生命末期经受的强烈身体痛苦、心理痛苦、精神痛苦、社会痛苦（经济、家庭问题等）这四种痛苦此消彼长，给病人及其家庭带来更多痛苦。她在著作《临终关怀：生命的最后阶段》中写道："我意识到对于病人，我们不仅需要帮助他们减轻疼痛，更需要对他们进行全面细致的照顾。人们都需要空间来回归本我，我称这是'整体疼痛'。"这个理论影响深远。

圣克里斯托弗护理院于 2001 年获得康拉德·希尔顿人道主义奖（Conrad N. Hilton Humanitarian Prize），这是全球最大的一项人道主义奖。西西里·桑德斯获坦普顿奖（Templeton Prize，全球奖金最高的年度个人奖），伊丽莎白女王二世为她颁发荣誉勋章。2005 年 7 月 14 日西西里·桑德斯在自己创立的圣克里斯托弗护理院去世，享年 87 岁。

我国香港、台湾地区的缓和医疗发展较早、较完善，香港称"缓和医疗"，台湾称"安宁疗护"。大陆曾经称"临终关怀"，最早是针对恶性肿瘤患者进行缓和医疗，甚至专门成立了临终关怀病房，现在称为安宁病房。四川大学华西附属第四医院的姑息医学科始建于 1995 年，是中国姑息医学的先驱机构。随着老龄化社会的到来和慢性疾病发病率的增高，人们对缓和医疗的认识也在逐步加深，并把它推广到其他非恶性肿瘤患者群体中。

北京生前预嘱推广协会（Beijing Living Will Promotion Association，缩写 LWPA）是致力缓和医疗培训、学习的公益组织。该协会是在创办于 2006 年的"选择与尊严"（Choice and Dignity）公益网站基础上于 2013 年 6 月 25 日成立的。它的成立与 2010 年至 2013 年期间全国人民代表大会和全国政协会议上多位代表提出的提案密切相关，这些提案在中国法律环境下推广生前预嘱，并建立政府指导下的生前预嘱注册中心。北京生前预嘱推广协会作为中国大陆第一个推广"尊严死"的公益网站，推出了供中国大陆居民使用的生前预嘱文本"我的五个愿望"，建立了生前预嘱注册中心。

2020 年 11 月 29 日，由北京生前预嘱推广协会组织编写的《中国缓和医疗发展蓝皮书 2019—2020》在京正式发布。发布会由北京生前预嘱推广协会会长罗点点主持。罗点点在大会上回顾了这本书的编写出版过程，并详细介绍了主创团队。《中国缓和医疗发展蓝皮书 2019—2020》是我国第一部系统性整理、分析安宁缓

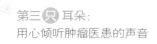

和医疗发展历程的专业书籍，该书由 6 章主报告和 13 篇分报告组成，由 27 位作者共同撰写，涵盖了缓和医疗在全球的发展、我国老年人的离世状况、国内安宁缓和医疗的供需情况、缓和医疗发展的可能途径以及来自临床一线的实践经验和反思。

结合临床经验，我们建议在恶性肿瘤患者的缓和医疗中应尽量贴近患者本人的想法和需要，在患者清醒仍有认知能力时进行讨论。这需要患者家庭、医护人员、心理医生、社工人员共同参与，必要时可举行"家庭会议"。香港中文大学内科及药物治疗学系发布的《严重疾病对话指引》给出了"家庭会议"的六个步骤——打开话题、评估对病情的了解程度及信息的理解、分享预后、探索主要话题、总结、记录并做预设医疗指示（Advance Directive，AD）。预设医疗指示通常是以书面形式做出的"陈述"（类似临床上的医患沟通书）。患者可通过此项陈述，在仍有精力和行为能力时，指明自己一旦无能力作决定时拒绝进行维持生命治疗（Life Sustaining Treatment，缩写 LST，简称维生治疗）。一般来说，维生治疗的方法包括心肺复苏术（Cardiopulmonary Resuscitation，缩写 CPR）、人工辅助呼吸、血液制品（如输血、血小板、血浆）、安装心脏起搏器及血管增压素、针对特别病况进行专门治疗（如化疗、透析）、抗生素、提供人工营养、进行导管喂饲等。维生治疗只能暂时维持病人的生命迹象，但不可逆转病情。选择维生治疗时，要以"善行"原则为大前提，亦要遵从"不予伤害"原则。若两者出现矛盾，应以病人的意愿及"最佳利益"为依据。若维生治疗造成的伤害比其效用更大，则被视为无效医疗。患者签署的"预设医疗指示"一般在病情末期、持续植物人状况或不可逆转的昏迷状况、其他晚期不可逆转的生存受限疾病的情况下生效（这与内地有些不同，内地仍然是以患者家属签署医患沟通书为准）。

另外，缓和医疗中医护人员在对患者做出医疗决定时应遵循医学道德伦理规范，包括尊重患者的意愿（患者的自主权）、不予以伤害、善行、公平公正，这些都应充分体现在整个预设照顾计划（Advance Care Planning）里。

预设照顾计划是指患者病情进入晚期仍有决定能力时做出的计划（包括考虑、沟通、记录），通过该计划患者向家人及医护人员表明，假若日后病情恶化至无法逆转而自己又失去决定能力希望接受的医疗照顾方式是什么。香港中文大学陈裕丽博士及其团队的研究指出，"预设照顾计划"应该成为长期照顾的一部分。每个患者，不论其年龄、性别、教育水平、身份背景，都应该有机会参与自己的晚期照顾计划，以体现医学伦理中的"公平公正"原则。工作人员可依据《严重疾病对话指引》与患者及其家属进行沟通，这个沟通过程可大大加强患者和家属对晚期照顾目标及其各项维生治疗的共识，在提升患者的照护质量之余，减少家属因病人过世而产生的焦虑、抑郁情绪，降低他们以及患创伤后压力症的比例。

提到缓和医疗，我们不得不再次提及死亡教育，也就是我们

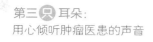
平时所说的生命教育。生命教育的本质就是死亡教育。

我主持了面向医护人员的"巴林特"团体、面向患者和家属的"携手有爱，与您同行"团体。通过这些团体我深深地感受到生命教育的缺失。我参加了首届海峡两岸生死学教育师资培训，认识了好几位生死学教育专家。他们的观点给我们对生死学的态度、生死学教育的学习和发展带来了不同的视角。2019年我们申请了"关于正念乐活——生死学教育"国家系列培训项目。

突如其来的疫情让2019年成为特殊的一年，为全球上了一堂"生命教育"课。每天新闻里都会报道全球疫情发展的情况，报道死亡人数。这场疫情让我们每一个人不得不直面死亡，并引发深思：生命的意义是什么？如果生命只剩下3个月，我会做什么？只有当我们认识到生命的意义在于自我创造，我们才会珍惜它，让它"圆满"。我们至少奋斗过、努力过、追求过，困难、困惑、挫折只是生命历程中的几个瞬间，正是它们让生命更加丰满。

有人说，人生就是一本书，一本书写、编辑、排版、出售都由自己决定的书。任何一本书都有开始、发展、高潮和结尾，书的内容由我们自己来编写。书写的方式可以开门见山，可以慢慢铺叙，也可以做很多铺垫，总之每个人的开始都不同，然后有了不同的发展方向，有自己人生的高潮，直到最后谢幕。

书可以是精装版，也可以是简装版，当然也可以是收藏版。

书的外形不同，纸张不同，但在最后都会结尾。也许有人会为我们点评，也许有自我感悟……

　　人生就是这样。

　　这本关乎我们自己人生的书就是生命教育。

体验自己的生命线　　　　　　　　生命的旅程

哀伤辅导与生命教育

何建萍

　　生命教育的本质是死亡教育，面对死亡我们不能回避哀伤。哀伤是指哀痛、悲哀、悲痛、悲伤、难过，是人们在面临重大的意外伤害事件、失落事件、自然灾害、流行传染病时出现的常见的心身反应。当这种心身反应影响到我们的日常生活、工作，而我们又不能自行调整时，就需要接受辅导。

　　在灾难、伤害、失落事件发生后，人们常常在未来的数周持续恐惧、担心、无助、悲伤、内疚、愤怒、失望，或思念逝去的亲人。

画面在脑海中反复出现，闭上眼睛就会看到这些画面，期待奇迹出现，却一次次感到失望和失落；失眠、做噩梦、从噩梦中惊醒；对声音、图像、气味过度敏感，缺乏安全感；常常出现疲倦、乏力、身体颤抖、胸闷、气紧、腹痛、腰背部疼痛、月经失调、心跳突然加快、反胃、腹泻等现象。这些心身反应都是正常的，是正常人对非正常情况的正常反应（记得要与基础疾病或其他疾病区别开）。

我们把那些自然灾害、流行性传染病、重大的意外伤害事件、失落事件叫作创伤事件。同时我们还要注意当事人如何定义这个创伤事件。创伤事件发生后，我们该怎么做？首先，我们要尽快恢复日常的生活状态，这是最重要的。接下来，我们要试着把自己的感受和情绪说出来，告诉家人、朋友，即使放声大哭也是可以的。不要勉强、刻意让自己去遗忘，伤痛停留一段时间也是正常的。允许自己在适当的时候去感受伤痛，释放情绪。无论怎样都要尽力维持日常生活，包括规律的饮食、规律的睡眠，和家人、朋友、同事在一起。将自己的感受和经历写下来也能帮助自己重新体会这样的情感，重新面对逝去的或失去的，寻找新的生活方式，建立新的人际关系。另外，可以尝试去帮助他人，帮助他人就是帮助自己。

依附理论专家约翰·鲍比（John Bowlby）认为，哀伤者若想起过往再也没有恸哭和身体不适的状况，甚至还能够把情感投放在生活中，哀伤的处理就进入了完成阶段。

　　无论我们曾经经历怎样的挑战、困难、烦恼、痛苦和机遇，它们已经过去，成为记忆。在新的一天我们继续向前，满怀对生命的乐观和希望。

　　美国作家欧·亨利在他的小说《最后一片叶子》里讲了个故事：病房里，一位病人从房间里看见窗外有棵树，树叶在秋风中一片片掉落。病人望着眼前的萧萧落叶，身体也每况愈下。她说："当树叶全部掉光时，我也就要走了。"一位老画家得知后，用彩笔在墙上画了一片叶脉青翠的树叶。最后一片叶子始终没掉下来。病人受到鼓舞最终康复，只因生命中有了这片绿。

　　因为有了希望，生命才生生不息！

12 展望未来，从"心"开始

在轻蹙的双眉间，藏着第三只耳朵，那是心灵之耳。它虽无形却深邃而敏锐。让我们以心为弦，拨出共鸣的音符，直抵心底，让爱与理解在倾听中绽放。

　　在一次患者团体活动中，有位患者说他有三位亲人因恶性肿瘤在我院去世。他说人的一生无论什么阶段都要面对生和死，在医院里体会更深。

　　生死，是医护人员必须面对的。如果我们医护人员自己都没很好地面对这个课题，很难想象怎样面对危重患者及其家属。一场突如其来的疫情让我们不得不再次审视这个问题。虽然我们申请了"关于正念乐活——生死学教育"国家系列培训项目，但这还远远不够，我们还缺乏严格意义上的培训师，我们的医护人员在医学院校、在临床工作中都缺少肿瘤社会心理学的学习。

　　目前，开展针对恶性肿瘤患者的慢病管理也许是个契机，让致力慢病管理的相关人员进行学习。从"心"开始，在医患之间搭建一座"心"的桥梁，看到彼此，看到疾病背后的那个人！医生不是万能的，他的人格也在不断完善中。因此，医护人员除学习相关心理理论知识外，还需要督导和个人体验，以得到进一步提升。

　　我们的目标是帮助医护人员在与患者及其家属相处时学会倾听。在中德心身培训班学习时，德国弗莱堡大学的皮特和老费告诉我们，要带着第三只耳朵！为了让我们记住，他还形象地比画了一下——第三只耳朵在我们两眉之间。他告诫我们要用心倾听患者的叙述，听到他们背后的真实需求，并不是患者或家属刻意隐瞒，这只是他们的一种潜意识行为，甚至连他们自己都不知道。在倾听的过程中我们也要关注自己的感受：会谈中，患者什么样的话语让我们有了不舒服的感觉，让我们的情绪有了起伏？他们有没有意识到自己的表达让我们不快？我们是如何处置的？这一过程被称作自动反应模式。意识到这种自动模式你就会注意到它是怎样影响患者及其家庭面对疾病的态度的，如何影响患者与他人特别是医护的关系的。当然，在这个过程中，医护人员也必须认识到自己无意识的言语和行为起了什么作用。在让人感到自由、被接纳的交流气氛中，医患都能感受到彼此的真诚。

我经常将心理危机干预比喻为急救措施。一位慢性疾病患者突然遇到一个直接威胁他生命的事件，或许与他本身的疾病无关。比如胆囊结石伴胆囊脓肿穿孔、阑尾化脓穿孔等，医生非常清楚要怎样处理——快速评估、充分准备后手术；又比如肾结石引起的肾绞痛，则即刻止痛，择期选择方式取石。心理的急救也一样。每个人都有可能遇到自己难以处置的问题伤害自己。我们的首要任务是保证他们的生命安全，在其生命安全得到充分保障后再来处置导致这种行为的心理问题。

撰写本书的初衷是帮助执业医护人员带着对患者更深的理解，用更高超的技能来帮助他成为更好的自己。

让我们引用凌锋教授的一句话来结束本书：

"缺乏科学的医学是愚昧的，缺乏人文的医学是冰冷的。"

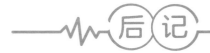

后记

记得在一次督导学习中，杰弗瑞·萨德博士问大家谁能给"痛苦"和"爱"下一个定义，我们面面相觑。我们经常谈论"痛苦"，谈论"爱"，我们也常常感受到痛苦，也能体会到别人的痛苦，还常常把爱挂在嘴边，却不能给出一个准确的定义。

在我的生命中，母亲的离世给我的痛苦难以言表。

母亲从出现症状到明确诊断有一年多的时间，而作为肿瘤科医生，我却没有及时发现。我为此自责、懊悔。母亲做了CT检查后，我甚至连CT片子都没有看，只是看了纸质报告。我自始至终在母亲诊断恶性肿瘤时都没有考虑是自己科室的疾病，总觉得她的症状是太辛劳造成的，没有太在意。直到母亲在其他医院经过影像学检查诊断，我才回头再看她以前的CT片，我母亲一年前的CT就已经有问题了。我当时真的非常震惊，我无法原谅自己。母亲生病，我没有请过一天假去陪伴她，这也是我非常后悔的。从治疗到生命最后一刻，到我下医嘱让护士停止吸氧、输液，甚至母亲的死亡记录和死亡讨论都是我写的——这一切在外人来看来我都处理得非常冷静，处理完母亲的后事我没有休假就返岗继续工作了。

但是，接下来的夜里我经常梦见母亲，梦里的母亲都是生前

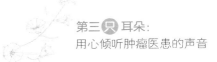

的模样，忽远又忽近。醒来后母亲消瘦的样子在我的脑海中反复出现，我无法入睡。我在夜里泪流满面，懊悔自己没有在母亲在世时多陪伴她。第二天我照常上班，除了与自己管的病人和家属沟通交流，我埋头工作，也只有不停工作才能让我不去想母亲。回到家我极度疲惫，却又无法入睡，不想吃饭，根本感觉不到饿。我的状态没有一位同事发现（也许是我隐藏得太好，也或者是工作太忙，同事没有时间关注我），我在家的状况却瞒不了丈夫和孩子。丈夫安慰我说我已经尽力了，不必太自责，好好生活。这些话对我来说没用，我产生了更强烈的自责和内疚。丈夫也只有默默陪着，儿子定期让我带他去买气球，他给婆婆写了一封又一封信绑在气球上放飞。我从来没有看过儿子写给婆婆的信，但儿子的行为让我欣慰，心里好受多了。那段时间我出现眩晕、突发性左耳聋，我还是坚持上班。眩晕什么时候出现我都能感受得到。当眩晕要来时我就会转移注意力或变换一下身体的姿势，几乎没有发生让我失去控制的眩晕。对于突发性耳聋，我下班后在值班室输液，做高压氧舱。一段时间后虽然听力有所恢复，但左右耳听力水平不一致。这样的情况持续了近一年。按照现在精神科的诊断标准，我已经"达标"了。

直到有一天，也许是儿子再也看不下去了吧，他对我说："妈妈，你说婆婆会在天上看着我们，那你说婆婆希望你过怎样的生活呢？"我突然怔住了——我现在的状态一定不是母亲想看到的。我现在的状况会让母亲更痛苦，她希望我有健康的身体、幸福的家庭，工作顺利。她知道我受家族影响在中学就立志学医，她一定希望我能在医学的道路上走得更远。那晚我睡了一个好觉，用家里人的话说，一觉后我就像变了一个人。我重新审视自己，包括我的家庭、我的工作、我的朋友……在陪伴母亲就诊的过程中我们辗转多家医院，既是患者家属又是医生的我有机会从不同视角看待医患关系，更清楚地知道患者家属真正的需求是什么，患者和家属需要的医生又是什么样的，他们真正需要的医疗是什么样的。这些经历也为我后来更谨慎行医及步入心理学殿堂埋下了种子。种子总会在合适的土壤、空气中生根发芽。

感谢我的母亲，她用她的生命为我上了一课！

感谢我的家人在我最煎熬、最痛苦的时候给予我的陪伴和关爱！

在本书付梓之际，我要感谢易成教授引领我认识了尹立博士，他们广博的知识为我开阔了视野！感谢肖旭教授，她送给我一本关于哀伤辅导的书，并帮我处理哀伤！感谢燕蕙老师、长颖老师带给我的生死学，当然也要感谢索甲仁波切的《西藏生死书》！感谢所有那些在我成长路上给予我鼓励和关爱的朋友、老师和同事！特别感谢谭明英老师的指点！感谢东杰老师、伟凯老师，感谢杰弗瑞·萨德博士！在他们的协助下我们在西南片区成立了艾瑞克森催眠研究中心。感谢"进哥"，在我困难时给予我鼓励和帮助，他诙谐幽默又睿智！感谢周清华教授的面试让我留在了一个让老百姓信任的"要生在华西，死在华西"而不遗憾的医院工作，让我有机会看到、体会到许多人生故事！感谢谢明英教授为我种下"技术可以学习，德行需要养成"的种子！

没有一个人没有苦难，

没有一个人没有创伤，

没有一个人没有——爱。

生命是用来享受的。生命时时刻刻都在与我们沟通。学会欣赏自己这部人生的书籍，演绎好自己的角色，悦纳自己！

生活中有很多痛苦，生活中也有很多快乐！

心理学上有一种"叙事疗法"。这种疗法有别于传统的精神分析和心理治疗，它通过讲故事，让人将隐藏在其内心的话讲述出来，在讲述自己生命历程的过程中，整合过去零散的记忆与经验，借此理解自己生命的意义。通过把个体经历故事化，让问题外显，进而有机会解构并重建自己的生命故事，重塑自己的经验，开发出生命更多的可能性。非常感谢患者和家属的分享，让更多的患者和家属，让医护人员看到一个个"立体"的人，让社会重新审视现有的医患（疗）模式，为新的医患（疗）模式发展创造更多可能性。

何建萍

2024 年 6 月

参考文献

弗兰克尔，2003. 追寻生命的意义 [M]. 弗兰克尔，杨忠强，何凤池，译. 北京：新华出版社.

弗兰克尔，2018. 活出生命的意义 [M]. 吕娜，译. 北京：华夏出版社.

傅伟勋，2006. 死亡的尊严与生命的尊严 [M]. 北京：北京大学出版社.

海,2008. 生命的重建 [M]. 徐克茹,译. 北京:中国宇航出版社.

海,舒尔茨,2019.心理的伤,身体知道 [M]. 李婷婷,译. 北京:东方出版社.

海灵格，2003. 谁在我家 [M]. 张虹桥，译. 北京：世界图书出版公司.

海灵格，2005. 爱的序位 [M]. 霍宝莲，译. 北京：世界图书出版公司.

霍兰，2007. 癌症人性的一面 [M]. 唐丽丽，译. 北京：中国国际广播出版社.

金丕焕，2017. 临床试验原理 [M]. 上海：复旦大学出版社.

卡伦，2015. 叙事医学：尊重疾病的故事 [M]. 郭莉萍，译. 北京：北京大学医学出版社.

萨提亚，2006. 新家庭如何塑造人 [M]. 易春丽，译. 北京：世界图书出版公司.

桑塔格，2020. 疾病的隐喻 [M]. 程巍，译. 上海：上海译文

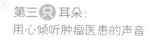
出版社.

石汉平，2012. 肿瘤营养学 [M]. 北京：人民卫生出版社.

孙思邈，2022. 备金千金要方　附千金翼方：第 1 册 [M]. 北京：中医古籍出版社.

唐丽丽，2018. 癌症症状的精神科管理 [M]. 北京：人民卫生出版社.

唐丽丽，2006. 中国心理社会肿瘤学与发达国家的差距及努力方向 [C] // 第四届中国肿瘤学术大会暨第五届海峡两岸肿瘤学术会议论文集.

王成彪，林红，2012. 家庭心理学 [M]. 北京：开明出版社.

王云岭，2016. 现代医学与尊严死亡 [M]. 济南：山东人民出版社.

中国医学论坛报社，2019. 死亡如此多情 [M]. 北京：中信出版集团.

中国营养学会，2016. 中国居民膳食指南 2016 [M]. 北京：人民卫生出版社.

《中国肿瘤临床》癌因性疲乏最新进展 −NCCN(2018 版) 癌因性疲乏指南解读 [J]. 中国肿瘤临床，2019，46(17)：922.

Interpretation of NCCN Clinical Practice Guidelines in Oncology: Cancer−Related Fatigue [J]. 国际转化医学杂志 (英文版)，2016，4(1):1-8.

推荐语

《第三只耳朵：用心倾听肿瘤医患的声音》是四川大学华西医院肿瘤科医护团队倾情奉献的一部温暖之作。书中汇集了众多肿瘤患者及其家属真实而动人的故事，展示了他们在疾病面前的坚韧、挣扎与希望。

这不仅是医学的记录，更是心灵的对话。作者以专业的视角和深切的同理心，描绘了医患之间的信任与支持，展示了生命在逆境中的闪耀光芒。每一篇章，都在诉说倾听的力量、关怀的温度以及人性的善良与勇敢。

本书献给每一位正在与疾病抗争的人、他们的亲友以及默默守护他们的医护工作者。让我们一起，用第三只耳朵，聆听生命最真实的声音。

——路桂军 清华大学附属北京清华长庚医院主任医师

　　《第三只耳朵：用心倾听肿瘤医患的声音》以一位肿瘤科医生的视角，细腻地描绘了在与癌症斗争的过程中，患者、家属与医护人员共同经历的点点滴滴。书中的故事展现了他们面对疾病的无奈和勇气，以及在艰难时刻彼此的理解和支持。

　　本书不仅探讨了癌症的医学管理，更深入挖掘了医患关系中的人文关怀。每一页都充满了对生命的敬畏、对患者的深切关注，以及对医护工作者在这一过程中所扮演的独特角色的深入思考。

　　这本关乎生命、关乎人性的书籍，带您走进那些平凡却感人的瞬间，感受人性中最温暖的一面。

——彭小华 临终死亡心理文化研究者、咨询师